编委会

新发急性呼吸道传染疾病
护理防控手册

XINFA JIXING HUXIDAO CHUANRAN JIBING
HULI FANGKONG SHOUCE

主　编◎陶　岚　刘早阳

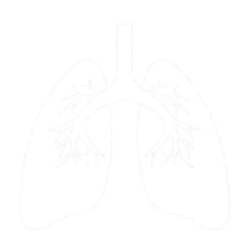

四川大学出版社
SICHUAN UNIVERSITY PRESS

图书在版编目（CIP）数据

新发急性呼吸道传染疾病护理防控手册 / 陶岚，刘
早阳主编. — 成都 ：四川大学出版社，2022.12
　ISBN 978-7-5690-5850-5

　Ⅰ. ①新… Ⅱ. ①陶… ②刘… Ⅲ. ①呼吸系统疾病
－传染病－护理－手册 Ⅳ. ① R473.56-62

中国版本图书馆 CIP 数据核字 (2022) 第 237602 号

书　　　名：新发急性呼吸道传染疾病护理防控手册
　　　　　　Xinfa Jixing Huxidao Chuanran Jibing Huli Fangkong Shouce
主　　　编：陶　岚　刘早阳

选题策划：龚娇梅
责任编辑：龚娇梅
责任校对：张　澄
装帧设计：墨创文化
责任印制：王　炜

出版发行：四川大学出版社有限责任公司
　　　　　地址：成都市一环路南一段 24 号（610065）
　　　　　电话：（028）85408311（发行部）、85400276（总编室）
　　　　　电子邮箱：scupress@vip.163.com
　　　　　网址：https://press.scu.edu.cn
印前制作：四川胜翔数码印务设计有限公司
印刷装订：四川盛图彩色印刷有限公司

成品尺寸：185 mm×260 mm
印　　张：7
字　　数：171 千字

版　　次：2023 年 3 月 第 1 版
印　　次：2023 年 3 月 第 1 次印刷
定　　价：39.00 元

本社图书如有印装质量问题，请联系发行部调换

扫码获取数字资源

四川大学出版社
微信公众号

序　言

一、肩负使命，勇往直前

历经发展，护理工作已成为医疗卫生健康事业的重要组成部分之一，对守卫人民健康、提升全民素养具有重要意义。近年来，党和政府越来越重视护理工作和护士队伍，通过公布实施《护士条例》，发布"十一五""十二五""十三五"到今天的"十四五"《全国护理事业发展规划（2021—2025年）》，从法规层面保障了护士队伍建设，引领护理事业不断向前发展，推动护理领域改革创新。通过转变护理理念、提升专业技术、升华工作内涵，形成了饱含人文关怀的全生命周期护理新格局。

二、临危不惧，敢于担当

护理人员是医疗卫生战线的核心力量，在捍卫生命、防治未病、增进健康等诸多方面持续发挥着不可替代的重要作用。无论是面对日常医疗护理，还是在抵御传染疾病威胁、抗击自然灾害等关键时刻，广大护理人员始终坚守健康至上的理念，无惧无畏，主动请缨，攻坚时刻勇敢地冲锋在前……近年来，一名又一名的护理人，更是以实际行动谱写了一曲又一曲动人的生命凯歌。

三、善于探索，同质发展

近年来，伴随护理学理论的不断完善，护理学科逐渐形成了独有的知识体系，成为护理队伍同质化发展的重要基石。秉承科学探索的精神，成都市护理质量控制中心牵头组织专家，及时、准确、系统地对成都近年来应对新发急性呼吸道传染疾病的护理经验及防控经验，进行细致的整理、深入的思考与整体的总结，最终形成了《新发急性呼吸道传染疾病护理防控手册》，本书包含了新发急性呼吸道传染疾病概述、新发急性呼吸道传染疾病护理防控两部分，通过九章的阐述，对疾病病原学特点、护理组织管理、护理人员自我防护、卫生与消毒管理等方面进行了详尽的概括。该书的出版，将近年来防疫工作中的护理"成都经验"进行了分享，不仅能为区域同质化开展疾病防控工作提供系统参考，更能为应对未来可能发生的新型大流行病带来启发和思考，为制定科学的防疫策略奠定理论基础。

乘风破浪会有时，直挂云帆济沧海！希望我们共同努力，为人民提供全方位、全周期的医疗服务，不断满足群众多样化、多层次的健康需求，助力健康中国建设！

成都市卫生健康委员会副主任

2022 年 10 月

目　　录

第一篇

新发急性呼吸道传染疾病概述

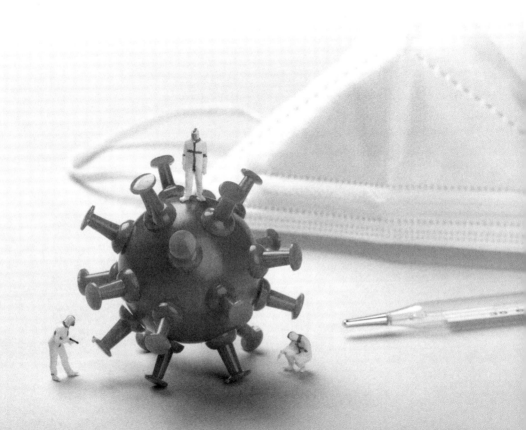

世界卫生组织（WHO）在其发布的世界健康状况报告中提出，21 世纪以来人类仍面临着传染疾病的严重威胁。城市人口猛增、居住环境不卫生、生态环境不断恶化、战乱、国际交流往来频繁、人口流动增加等多种因素均为传染疾病的发生和传播创造了有利条件，使传染疾病呈现出跨地区、跨人群、跨季节分布和流行的特点，且呈现逐年扩增的趋势。2003 年流行的传染性非典型肺炎（SARS），2005 年以后出现的人感染高致病性禽流感，2019 年年底出现的新型冠状病毒肺炎等都是近年来对人类有较大危害的新发呼吸道传染疾病，具有病毒结构变异大、传播途径多、传染性强、人群普遍易感等特点，极易造成暴发流行，加之人们对新发呼吸道传染疾病的生物学性状、传播因素及规律等尚缺乏足够的认识，尚未找到特异性预防和治疗方法，使得其不易被控制，从而严重威胁着社会安全及人群的健康。因此，对于新发呼吸道传染疾病必须有科学的认识，制订规范的应对措施。本篇将对以上三种新发呼吸道传染疾病的病原学特点及流行病学特点进行阐述。

第一章　新型冠状病毒肺炎

新型冠状病毒肺炎（COVID－19）简称新冠肺炎，指由新型冠状病毒（SARS－CoV－2）感染引起的肺炎。2020 年 1 月 20 日，国家卫生健康委员会发布公告将新型冠状病毒肺炎纳入《中华人民共和国传染病防治法》规定的乙类传染病，并采取甲类传染病的预防控制措施。2022 年 12 月 26 日，国家卫生健康委员会发布公告，将新型冠状病毒肺炎更名为新型冠状病毒感染，自 2023 年 1 月 18 日起，解除对新型冠状病毒感染采取的《中华人民共和国传染病防治法》规定的甲类传染病预防控制措施。

第一节　病原学特点

新型冠状病毒（SARS－CoV－2）属于 β 属的冠状病毒，有包膜，颗粒呈圆形或椭圆形，直径 60～140nm。具有 5 个必需基因，分别针对性合成核蛋白（N）、病毒包膜（E）、基质蛋白（M）和刺突蛋白（S）4 种结构蛋白及 RNA 依赖性的 RNA 聚合酶（RdRp）。核蛋白包裹 RNA 基因组构成核衣壳，外面围绕着病毒包膜（E），病毒包膜包埋有基质蛋白和刺突蛋白等蛋白。刺突蛋白通过结合血管紧张素转化酶－2（ACE－2）进入细胞。体外分离培养时，新型冠状病毒 96 个小时左右即可在人呼吸道上皮细胞内发现，而在 Vero E6 和 Huh－7 细胞系中分离培养需 4～6 天。

与其他病毒一样，新型冠状病毒基因组也会发生变异，某些变异会影响病毒的生物学特性，如刺突蛋白与 ACE-2 亲和力的变化会影响病毒入侵细胞、复制、传播的能力，康复者恢复期和疫苗接种后抗体的产生，以及抗体药物的中和能力，进而引起广泛关注。世界卫生组织提出的"关切的变异株"（variant of concern，VOC）有 5 个，分别为阿尔法（Alpha）、贝塔（Beta）、伽玛（Gamma）、德尔塔（Delta）和奥密克戎（Omicron）。Omicron 变异株自 2021 年 11 月暴发以来，在短短数月之间已经取代了 Delta 变异株成为全球的主要流行株。现有证据显示，Omicron 变异株传播力强于 Delta 变异株，致病力有所减弱，我国境内常规使用的 PCR 检测诊断准确性未受到影响，但可能降低了一些单克隆抗体药物对其的中和作用。

新型冠状病毒对紫外线和热敏感，56℃、30 分钟，乙醚，75% 乙醇，含氯消毒剂，过氧乙酸和氯仿等脂溶剂均可有效灭活冠状病毒，氯己定不能有效灭活冠状病毒。

第二节　流行病学特点

一、传染源

传染源主要是新型冠状病毒感染者，在潜伏期即有传染性，发病后 5 天内传染性较强。

二、传播途径

新型冠状病毒的传播途径主要有以下 3 种：

（1）经呼吸道飞沫和密切接触传播，是主要的传播途径。

（2）在相对封闭的环境中经气溶胶传播。

（3）接触被病毒污染的物品后造成感染。

三、易感人群

人群普遍易感。感染后或接种新型冠状病毒疫苗可获得一定的免疫力。

第二章 传染性非典型肺炎

传染性非典型肺炎是由 SARS 冠状病毒（SARS-CoV）引起的一种具有明显传染性、可累及多个脏器系统的特殊肺炎，世界卫生组织将其命名为严重急性呼吸综合征（severe acute respiratory syndrome，SARS）。《中华人民共和国传染病防治法》第一章第四条规定，对乙类传染病中传染性非典型肺炎采取该法所称甲类传染病的预防控制措施。

第一节 病原学特点

经典冠状病毒感染主要发生在冬春季节。该病毒包括三个群，第一、第二群主要为哺乳动物冠状病毒，第三群主要为禽类冠状病毒。人冠状病毒有两个血清型（HCoV-229E、HCoV-OC43），是引起人呼吸道感染的重要病原体，人类 20% 的普通感冒由冠状病毒引起。冠状病毒也是成人慢性气管炎急性加重的重要病因之一。基因组学研究结果表明，SARS-CoV 的基因与已知三个群经典冠状病毒均不相同，第一群病毒血清可与 SARS-CoV 反应，而 SARS 患者血清却不能与已知的冠状病毒反应。作为一种新型冠状病毒，根据无根进化树分析，有学者建议将 SARS-CoV 归为第四群。

SARS-CoV 属冠状病毒科冠状病毒属，病毒基因组为单股正链 RNA，由大约 30000 个核苷酸组成，与经典冠状病毒仅有约 60% 同源性。病毒为有包膜病毒，直径多为 60~120nm，包膜上有放射状排列的花瓣样或纤毛状突起，长约 20nm 或更长，基底窄，形似王冠，与经典冠状病毒相似。SARS-CoV 在细胞质内增殖，由 RNA 基因编码的多聚酶利用细胞材料进行 RNA 复制和蛋白合成，组装成新病毒出芽分泌到细胞外。

病毒对温度敏感，随温度升高抵抗力下降，37℃ 可存活 4 天。56℃ 加热 90 分钟、75℃ 加热 30 分钟能够灭活病毒。紫外线照射 60 分钟可以杀死病毒。病毒对有机溶剂敏感，乙醚 4℃ 条件下作用 24 小时可以完全灭活病毒，75% 乙醇作用 5 分钟可以使病毒失去活力，含氯的消毒剂作用 5 分钟可以灭活病毒。

第二节　流行病学特点

一、传染源

现有资料表明，SARS 患者是最主要的传染源。极少数患者在刚出现症状时即具有传染性。一般情况下传染性随病程延长而逐渐增强，在发病的第 2 周最具传染力。通常认为症状明显的患者传染性较强，特别是持续高热、频繁咳嗽、出现急性呼吸窘迫综合征（ARDS）时传染性较强，退热后传染性迅速下降。尚未发现潜伏期内患者及治愈出院者传染他人的证据。

并非所有患者都有同等传染力，有的患者可造成多人甚至几十人感染（即超级传播现象），但有的患者却未传播他人。老年人及患有中枢神经系统、心脑血管、肝脏、肾脏疾病或慢性阻塞性肺疾病、糖尿病、肿瘤等基础疾病的人群，不但较其他人群容易感染 SARS-CoV，而且感染后更容易成为超级传播者。造成超级传播的机制尚不清楚，但与所接触的人群对该病缺乏起码的认识及防护不当有关。其中有一些超级传播者由于症状不典型而难以识别，当二代病例发生后才被回顾性诊断。影响超级传播的因素还包括患者同易感者的接触方式和频次、个人免疫功能及个人防护情况等，尚没有证据表明超级传播者的病原体具有特殊的生物学特征。

已有研究表明，SARS-CoV 感染以显性感染为主，存在症状不典型的轻型患者，并存在隐性感染者，但较少见。迄今为止，尚未发现隐性感染者的传染性。一般认为，症状不典型的轻型患者不是重要的感染源。

已有本病的病原体可能来源于动物的报道，并在果子狸、山猪、黄猄、兔、山鸡、猫、鸟、蛇等多种动物经聚合酶链反应（PCR）或血清学监测获得阳性结果。有人监测发现，从果子狸分离的病毒与 SARS-CoV 的基因序列高度符合，因此推测本病最初可能来源于动物。但上述研究还不能从流行病学的角度解释人类 SARS-CoV 是否来源于果子狸等野生动物，仍需要更多的证据加以证实。

二、传播途径

SARS-CoV 经近距离呼吸道飞沫传播，即通过与患者近距离接触，吸入患者咳出的带有病毒颗粒的飞沫，是 SARS 空气传播的主要方式，是 SARS 传播最重要的途径。气溶胶传播，即通过空气污染物气溶胶颗粒这一载体在空气中进行中距离传播，是 SARS-CoV 经空气传播的另一种方式，被高度怀疑为严重流行疫区的医院和个别社区暴发的传播途径之一。其流行病学意义在于，易感者可以在未与 SARS 患者见面的情况下，因为吸入了悬浮在空气中含有 SARS-CoV 的气溶胶而感染。通过手接触传播是另一种重要的传播途径，是易感者的手直接或间接接触了患者的分泌物、排泄物及其他被污染的物品，再经手接触口、鼻、眼黏膜致病毒侵入机体而实现的传播。目前尚不能排除经肠道传播的可能性，已有从患者泪液、汗液等体液中分离出 SARS-CoV 的报道，但其流行病学意义尚不确定。尚无 SARS-CoV 经过血液途径、性途径传播和垂直传播的流行病学证据。尚无证据表明苍蝇、蚊子、蟑螂等媒介昆虫可以传播 SARS-CoV。

三、易感人群

一般认为，人群对 SARS-CoV 普遍易感，但儿童感染率较低，原因尚不清楚。SARS 症状期患者的密切接触者是 SARS 的高危人群之一。医护人员在治疗患者，和患者家属在护理、陪护、探望患者时，同患者近距离接触次数多，接触时间长，如果防护措施不力，很容易感染 SARS-CoV。从事 SARS-CoV 相关实验室操作的工作人员，在一定条件下也是可能被感染的高危人群。

第三章　人感染高致病性禽流感

人感染高致病性禽流感简称人禽流感，是一种急性呼吸道传染病。致病病原体为禽甲型流感病毒某些亚型中的一些毒株。病毒在复制过程中发生基因重配，致使结构发生改变，获得感染人的能力，从而造成人感染禽流感的发生。

第一节　病原学特点

禽流感病毒属正黏病毒科甲（A）型流感病毒属，病毒颗粒呈多形性，其中球形直径为80～120nm，病毒表面有包膜。基因组为分节段单股负链RNA。依据其颗粒表面血凝素（H）和神经氨酸酶（N）蛋白抗原性及其所编码基因特性，目前已发现的H有16个亚型（H1～H16），N有9个亚型（N1～N9）。至今发现能感染人的有H5N1、H9N2、H7N7、H7N2、H7N3、H7N5和H10N7亚型毒株，能感染猪的有H1N1、H4N6、H9N2亚型毒株，以及禽与哺乳类流感病毒基因重配株；能感染马的有H3N8亚型毒株；能感染海豹的有H7N7、H4N5、H4N6和H3N3亚型毒株，能感染鲸的有H1N3、H13N2和H13N9亚型毒株；能感染水貂的有H10N7亚型毒株。

禽流感病毒对乙醚、氯仿、丙酮等有机溶剂敏感。常用消毒剂如氧化剂、稀酸、卤素化合物（如漂白粉和碘剂）等均可迅速破坏其感染性。

禽流感病毒对外界环境抵抗力较强。在低温环境的粪便中，病毒至少能存活3个月，在22℃水中能存活4天，在0℃能存活30天以上。然而，65℃加热30分钟或煮沸（100℃）2分钟可灭活。在pH值4.0的条件下具有一定的抵抗力。病毒在直射阳光下40～48小时即可灭活，如果用紫外线直接照射，可迅速破坏其感染性。一些高致病性禽流感病毒株能致死性地感染实验小鼠，用鸡胚分离或传代高致病性禽流感病毒时能致鸡胚死亡。传代狗肾（MDCK）和传代牛肾（MDBK）细胞对禽流感病毒均敏感。所有禽流感病毒都具有凝集鸡、豚鼠和人红细胞的能力。

禽流感病毒感染人时，能够激发人体免疫系统的体液免疫和细胞免疫，感染被逐渐控制，病毒被清除。一般情况下，保护性抗体在感染后10天开始出现，2～4周达高峰。然而，H5N1毒株感染后，用常规的红细胞凝集抑制（HI）法不易测出抗体应答反应，需用微量中和法才可测出。

第二节　流行病学特点

一、传染源

传染源主要为病禽、死禽和健康携带禽流感病毒的水禽。虽然目前已有猪、虎、豹、猫、海豹、鲸鱼和马等哺乳动物感染禽流感病毒或发病的报道，但至今尚无证据证实这些动物能将禽流感病毒在自然条件下直接传染给人类。

虽然2003年荷兰的H7N7人感染禽流感暴发和越南、泰国、印度尼西亚的H5N1人感染禽流感疫情中出现了多起家庭聚集性发病，且流行病学调查表明存在人与人之间传播的可能，但这种传播是非常有限的，病毒的分子生物学证据及血清流行病学调查结果均表明禽流感病毒尚不具备人传人的能力。因此人禽流感患者或隐性感染者作为传染源的意义非常有限。

二、传播途径

禽流感病毒在禽中一般认为可以通过多种途径传播，如经消化道、呼吸道、皮肤损伤和眼结膜等途径传播。目前已证实的人工感染途径有气溶胶、鼻内、鼻窦内、气管内、口、眼结膜、肌肉内、腹腔内、静脉内、泄殖腔和脑内接种各种不同的禽流感病毒。垂直传播、人物理传播和蚊虫传播的可能性也是存在的。野鸟特别是迁徙的水鸟，在动物禽流感的传播上有重要意义。

季节性流感的传播途径包括吸入具有传染性的飞沫或飞沫核、直接接触或通过污染物的间接接触 将病毒接种到上呼吸道的黏膜上或结膜上。不同传播途径的相对传播效率尚未确定。然而对于H5N1的感染，迄今为止尚未明确其具体的传播途径。

感染禽流感病毒（H5N1）禽类的呼吸道分泌物、唾液和粪便中有大量的病毒，而且病毒可以在低温、低湿、水环境中存活数天至数周。研究表明，人感染H5N1亚型禽流感的主要途径是密切接触病禽、死禽或携带病毒的表面健康的禽类，危险行为包括宰杀、拔毛和加工被感染禽类。少数案例中，儿童在散养家禽频繁出现的区域玩耍暴露于家禽的粪便也被认为是一种传染途径。目前研究的多数证据表明，存在禽－人传播，可能存在环境－人传播，还有少数、非持续证据支持有限的人际传播。

目前认为，人禽流感是直接从禽或禽流感病毒污染的环境或物品传播到人的，自然条件下的具体传播途径尚不清楚，其主要途径可能是通过空气传播、密切接触传播。

（一）空气传播

病禽或携带流感病毒禽的分泌物或排泄物通过空气飞沫播散。禽的分泌物和排泄物中的禽流感病毒可随飞沫散布在空气中，粪便中的禽流感病毒可随扬尘被吸入易感者的呼吸道而引起人的感染。比较小的分泌液经过蒸发后成为小颗粒，悬浮于空气中成为气溶胶，可随空气飘荡数小时。

（二）密切接触传播

可能通过接触病禽、死禽的排泄物、分泌物，或被其排泄物、分泌物污染的环境或物品而感染。

三、易感人群

由于禽流感病毒具有较严格的宿主特异性，因此一般认为人对禽流感病毒不易感。目前感染 H5N1 而发病的人群年龄范围为 1 岁以下、80 岁以上，但 12 岁以下儿童多发，与性别及职业无关。一般认为 12 岁以下儿童、老人，与家禽尤其是病禽、死禽密切接触的人群及与患者密切接触者（包括医务人员）为感染禽流感病毒的高危人群。然而，养禽业人员、屠宰家禽业人员、兽医几乎不被感染，因此被感染而发病者，是否存在个体免疫缺陷，值得进一步研究。无症状的 H5N1 感染者在中国香港地区及越南、泰国、日本和印度尼西亚等地均有报道。

参考文献

［1］李玉莲，蔡益民. 新发呼吸道传染病流行特点及应对策略［J］. 重庆医学，2020，
     49（15）：2455-2458.

［2］国家卫生健康委办公厅，国家中医药管理局办公室. 新型冠状病毒肺炎诊疗方案
     （试行第九版）［R/OL］.（2022-03-04）［2022-07-25］. http：//www. gov. cn/
     zhengce/zhengceku/2022-03/15 /content_ 5679257. htm.

［3］卫生部，国家中医药管理局. 传染性非典型肺炎（SARS）诊疗方案（2004 版）
     ［R/OL］.（2005-02-25）［2022-07-25］. http：//www. nhc. gov. cn/wjw/gfxwj/
     201304/278fa1328d5148189a4f74476ac8e3f3. shtml.

［4］卫生部传染病标准专业委员会. 人感染高致病性禽流感诊断标准［S/OL］.（2008-
     02-28）［2022-07-25］. http：//www. nhc. gov. cn/wjw/s9491/200802/39042/
     files/c12351d9bfec4aa1995d661811372fc0. pdf.

第二篇

新发急性呼吸道传染疾病护理防控

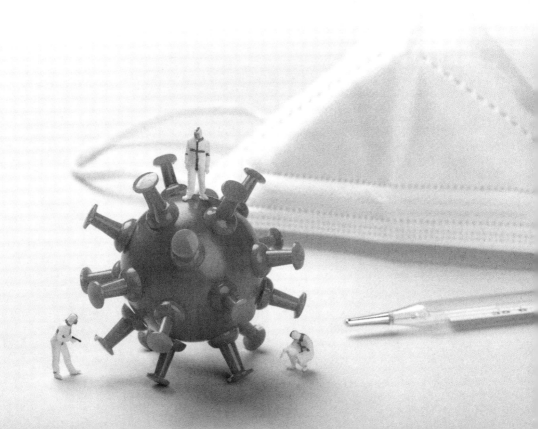

第四章 护理组织管理

第一节 疫情防控护理领导小组

护理部主任担任组长，全面负责常态化疫情防控及紧急救治工作的整体部署与落实、护理人力资源的高效调度运转等工作。根据医院等级及规模，设置护理部主任—科护士长—护士长三级防控管理架构（图4-1），或护理部主任—护士长二级防控管理架构。本节以三级防控管理架构为例进行阐述。

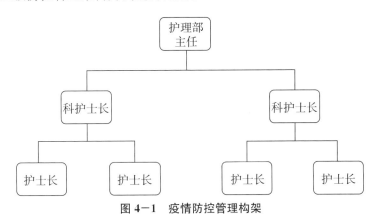

图4-1 疫情防控管理构架

第二节 人力资源调配方案

一、护理人力需求评估

（一）常态化工作量评估

评估全院各护理单元，特别是感染科病房、隔离病房、呼吸科病房、重症监护室（ICU）现有患者及护理工作量。

（二）紧急救治任务评估

评估疑似/确诊患者数量、疫情发展趋势、外派护理人员数量。

（三）人力数量和结构评估

了解感染科、呼吸科、ICU、急诊科等重点科室护理人员、感控护理人员、全院有以上重点病区轮转经历护理人员的数量及工作年限、职称、职务分布。

（四）病区人力需求等级评估

根据工作任务和护理人力评估结果，确定护理人力调配优先等级，全院护理人力调配优先等级划分标准见表4-1。

表4-1　全院护理人力调配优先等级划分标准

调配优先等级	护理人力
一级	各护理单元曾有外派经历的护理人员
二级	发热门诊、隔离病房护理人员
三级	急诊科、呼吸科、感染科、ICU、门诊护理人员
四级	其他护理单元的护理人员

二、建立护理人力梯队储备库

（一）发热门诊、隔离病房、感染科病房

1. 准入标准

（1）相关专业（感染、呼吸、ICU、急诊）工作年限≥5年。

（2）护师及以上职称，年龄<50岁。

（3）身心健康。

2. 专业构成

呼吸科、感染科、重症监护室、心理科护理人员。

（二）核酸采样点

1. 准入标准

工作年限≥2年，护士及以上职称，身心健康，接受过专业核酸采集培训。

2. 专业构成

各科室护理人员。

（三）相关护理人员动态调整及弹性排班

1. 快速调配

快速调配流程见图4-2。

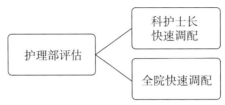

图4-2　快速调配流程

2. 人员动态调整

（1）跟踪疫情发展，监控确诊/疑似患者数量，关注一线护理人员工作负荷及身心状况，动态调整护理人力数量与结构。护理人员按照患者病情的危重、中、轻配比，护患比分别为2：1、1：1、1：2。

（2）重点科室对口支援：呼吸科支援发热门诊，优先考虑有外派经历，参加过隔离病房工作的护理人员；由业务量明显下降的科室（如体检部）支援核酸采样点。

3. 弹性排班

（1）隔离病房。

举例：隔离病房有16张床位，计划接受病情轻、中度确诊患者，护患比按照1：1配置。配备护士长、感控护理人员各一名（监控）。

责任护士14名，2人1组：一人穿防护服、隔离衣、戴护目镜进入病房操作；另一人穿一次性隔离衣负责配药、准备并递送物品，书写护理记录等，确保护士站及治疗室相对清洁。14名责任护士分7组，分别为A、B、C、D、E、F、G，护理操作事前规划尽量集中时间进行，根据情况动态调整。隔离病房排班举例见表4-2。

表4-2　隔离病房排班

班次	周一	周二	周三	周四	周五	周六	周日
08：00—12：00	A	G	F	E	D	C	B
12：00—16：00	B	A	G	F	E	D	C
16：00—20：00	C	B	A	G	F	E	D
20：00—24：00	D	C	B	A	G	F	E
00：00—04：00	E	D	C	B	A	G	F
04：00—08：00	F	E	D	C	B	A	G
08：00—12：00 14：00—17：30	护士长	护士长	护士长、感控护理人员	护士长、感控护理人员	护士长、感控护理人员	感控护理人员	感控护理人员

（2）核酸采样点。

举例：一个核酸采样点设置 2 组护理人员轮值。每组设置 1 名点长，1 组咨询、引导人员，1 组登记、筛查、采集人员，1 组机动兼运送标本。工作时间为 7：30—19：30。具体轮值人员排班见表 4-3。

表4-3 轮值人员排班表

		××月××日	××月××日	××月××日	××月××日
		星期一	星期二	星期三	星期四
A组	点长	协调	休	协调	休
	第一组	筛查	休	机动（运送标本）	休
		登记	休	机动（运送标本）	休
		采集	休	机动（运送标本）	休
	第二组	机动（运送标本）	休	咨询台（北）	休
		机动（运送标本）	休	咨询台（南）	休
		机动（运送标本）	休	引导	休
	第三组	咨询台（北）	休	筛查	休
		咨询台（南）	休	登记	休
		引导	休	采集	休
B组	点长	休	协调	休	协调
	第一组	休	筛查	休	机动（运送标本）
		休	登记	休	机动（运送标本）
		休	采集	休	机动（运送标本）
	第二组	休	机动（运送标本）	休	咨询台（北）
		休	机动（运送标本）	休	咨询台（南）
		休	机动（运送标本）	休	引导
	第三组	休	咨询台（北）	休	筛查
		休	咨询台（南）	休	登记
		休	引导	休	采集

第三节　专项培训

一、培训对象

储备库成员。

二、培训内容

进行新发急性呼吸道传染疾病疫情防控相关知识、消毒隔离技术、防护技术、核酸采集等专项培训。

三、培训方式

有条件者可采用线上、线下相结合的培训方式。

四、培训目标

确保专业及防护技术人人过关。

第五章 护理人员自我防护

第一节 防护原则

护理人员在工作过程中，应当严格落实标准预防，做好诊区、病区（房）的通风管理，严格落实《医务人员手卫生规范》（WS/T 313—2019）中的要求，佩戴医用外科口罩/医用防护口罩，必要时戴乳胶手套。护理人员使用的防护用品应当符合国家有关标准。根据疾病的传播途径采取飞沫隔离、接触隔离和空气隔离等防护措施。

一、防护注意事项

（1）接触患者的血液、体液、分泌物、排泄物、呕吐物及污染物品时应戴清洁手套，脱手套后洗手。

（2）可能受到患者血液、体液、分泌物等物质喷溅时，应戴医用外科口罩或者医用防护口罩、护目镜，穿防渗隔离衣。

（3）对疑似或确诊患者实施可能产生气溶胶的操作（如气管插管、无创通气、气管切开、插管前手动通气和支气管镜检查等）时，应戴医用防护口罩、手套、护目镜、面屏，穿防渗隔离衣。

（4）医用外科口罩、医用防护口罩、护目镜、隔离衣等防护用品被患者血液、体液、分泌物等污染时应当及时更换。

（5）正确穿戴和脱摘防护用品，脱去手套或隔离服后应当立即用流动水洗手或进行手消毒。

（6）严格执行锐器伤防范措施。

（7）每位患者用后的医疗器械、器具应当按照《医疗机构消毒技术规范》（WS/T 367—2012）要求进行清洁与消毒。

二、防护措施要求

（一）低感染风险

在患者转运、诊疗、流调过程中不直接接触患者或患者的血液、体液、呕吐物、排泄物及其污染物品的人员，采取标准预防措施。

（1）适用对象：污染区域外的医务人员或其他辅助人员，如密切接触者的流调人员、工作组织者、司机、翻译和引导员、发热门诊预检分诊人员等。

（2）防护装备：工作服、防护服、工作鞋、一次性工作帽和一次性医用外科口罩。

（二）中度感染风险

直接接触患者或可能接触患者少量血液、体液、呕吐物、排泄物及其污染物品的人员，采用加强防护措施。

（1）适用对象：对患者实施诊疗、标本采集、转运工作的人员，近距离（1米以内）接触患者的流调人员，实验室从事检测和清洁消毒的人员，以及尸体搬运人员等。

（2）防护装备：一次性工作帽、护目镜或面屏（必要时）、医用防护口罩（N95及以上）、防护服、一次性手套、工作鞋。

（三）高度感染风险

可能接触大量患者血液、体液、呕吐物、排泄物等，或实施侵入性或易产生大量气溶胶操作的护理人员，采取严密防护措施。

防护装备：一次性工作帽、一次性手套、防护服、KN95/N95及以上级别的医用防护口罩或动力送风过滤呼吸器、防护面屏、工作鞋或胶靴、防水靴套。必要时，可加防水围裙或防水隔离鞋套和隔离衣。

三、防护级别分类

医疗机构应当根据护理人员在工作时接触新发急性呼吸道传染疾病疑似患者或确诊患者的可能性，按照导致感染的危险程度采取分级防护，防护措施应当适宜。主要有以下几种防护级别。

（一）一般防护

（1）严格遵守标准预防的原则。
（2）工作时应穿工作服、戴医用外科口罩。
（3）认真执行手卫生。

（二）一级防护

（1）严格遵守标准预防的原则。
（2）严格遵守消毒、隔离的各项规章制度。
（3）工作时应穿工作服、隔离衣，戴工作帽和医用外科口罩，必要时戴乳胶手套。
（4）严格执行手卫生。
（5）离开隔离区域时进行个人卫生处置，并注意呼吸道与黏膜的防护。

（三）二级防护

（1）严格遵守标准预防的原则。

（2）根据传播途径，采取飞沫隔离与接触隔离。

（3）严格遵守消毒、隔离的各项规章制度。

（4）进入隔离病房、隔离病区的护理人员必须戴医用防护口罩、穿工作服、穿医用防护服、穿鞋套、戴手套、戴工作帽，必要时戴护目镜和面罩。严格按照清洁区、潜在污染区和污染区的划分，正确穿戴和脱摘防护用品，并注意口腔、鼻腔黏膜和眼结膜的卫生与保护。

（四）三级防护

三级防护是在二级防护的基础上，加戴正压头套或全面型呼吸防护器。

第二节 防护用品的穿脱

防护用品的穿脱根据诊疗场所、防护级别有所不同，医护人员应按规范正确穿脱防护用品，减少携带病毒至清洁环境、社区环境的风险，降低交叉感染概率。

一、穿戴防护用品

（1）护理人员通过员工专用通道进入清洁区，认真洗手后依次戴医用防护口罩、一次性帽子或布帽，换工作鞋袜。有条件的可以更换洗手衣裤。洗手，戴帽子、医用防护口罩如图5-1、图5-2所示。

第1步

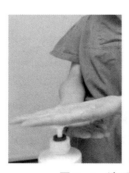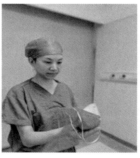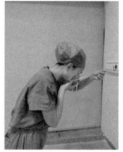

图5-1 洗手，戴帽子、医用防护口罩

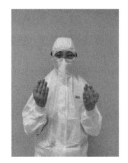

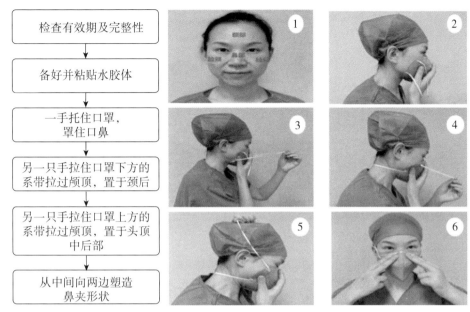

| 检查有效期及完整性 |
| 备好并粘贴水胶体 |
| 一手托住口罩，罩住口鼻 |
| 另一只手拉住口罩下方的系带拉过颅顶，置于颈后 |
| 另一只手拉住口罩上方的系带拉过颅顶，置于头顶中后部 |
| 从中间向两边塑造鼻夹形状 |

图 5－2　医用防护口罩（N95）佩戴方法

（2）在进入潜在污染区前穿工作服，手部皮肤有破损或疑似有损伤者戴手套进入潜在污染区。

（3）在进入污染区前，换穿防护服或隔离衣，戴护目镜，戴手套、戴面屏、穿鞋套。具体步骤见图 5－3、图 5－4、图 5－5。

第2步

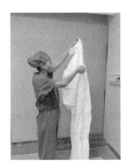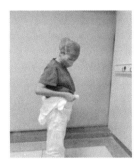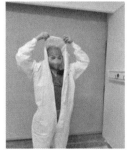

图 5－3　检查防护服有无破损，拉链是否完好，依顺序穿下衣、穿上衣、将防护帽戴至头部后（防护帽要完全遮住一次性帽子），将拉链拉上

第3步

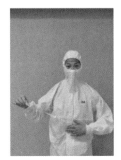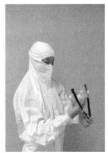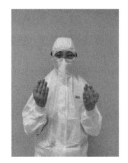

图 5－4　撕开胶条自下而上整理，密封拉链口，佩戴护目镜

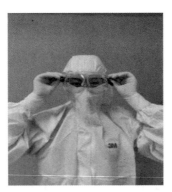
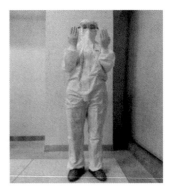

图 5-5　戴手套、戴面屏、穿鞋套，检查延展性

二、脱摘防护用品

（1）护理人员离开污染区前，应当全程按照《医务人员手卫生规范》（WS/T 313—2019）消毒双手，依次脱摘面屏、外层手套、隔离衣、护目镜、防护帽、防护服、手套等物品，分置于专用容器中，流动水洗手，脱摘医用防护口罩，再次洗手，戴一次性医用外科口罩进入潜在污染区。脱摘防护用品流程见图 5-6～图 5-19。

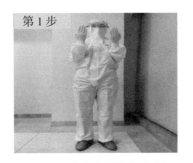

图 5-6　消毒或更换外层手套

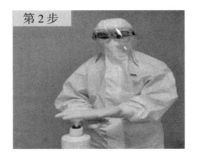

图 5-7　按照六步洗手法洗手

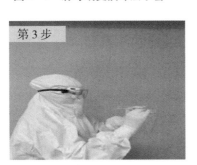

图 5-8　摘面屏放入医疗废物容器内

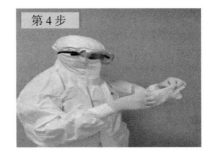

图 5-9　洗手，脱外层手套，
放入医疗废物容器内

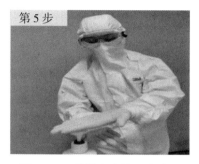

图 5-10　按照六步洗手法洗手

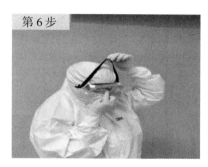

图 5-11　摘护目镜

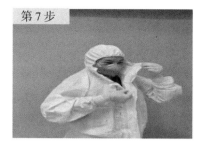

图 5-12　解开拉链口

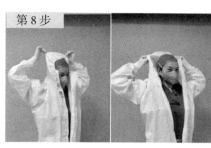

图 5-13　脱防护帽

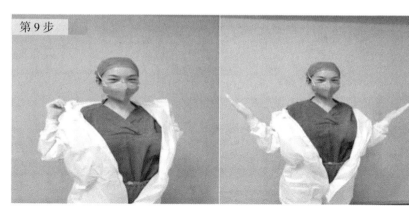

图 5-14　脱防护服至肩部，不能触及内侧

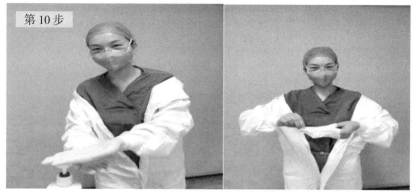

图 5-15　洗手、脱手套

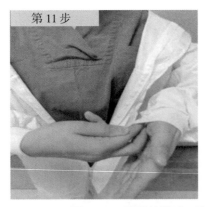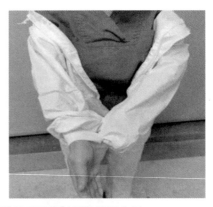

图 5-16　脱防护服时，清洁的手只能触及防护服内侧

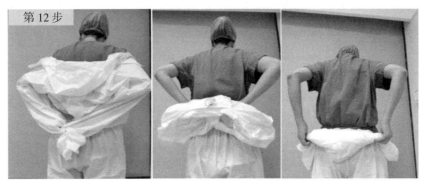

图 5-17　脱防护服时，内侧面为清洁面，清洁面朝外向内裹，手不能接触污染面

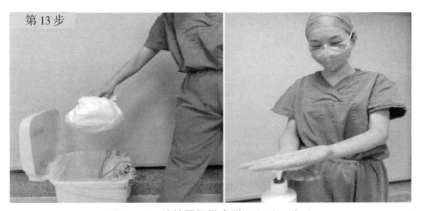

图 5-18　防护服及鞋套脱了之后，洗手

第14步

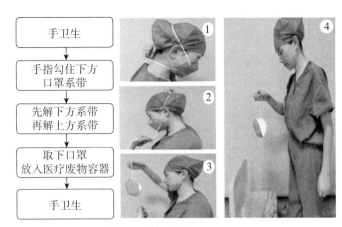

图 5-19　摘医用防护口罩（N95）

（2）离开潜在污染区进入清洁区前，应严格落实手卫生，脱工作服，摘去一次性帽子，再次进行手卫生，沐浴更衣，并进行口腔、鼻腔及外耳道的清洁。

（3）离开清洁区前，应洗手并进行手消毒。

（4）每次接触患者后立即进行手的清洗和消毒。

（5）注意事项：一次性医用外科口罩、医用防护口罩、防护服或隔离衣等防护用品被患者血液、体液、分泌物等污染后应当立即更换。下班前应当进行个人卫生处置，并注意呼吸道与黏膜的防护。

三、防护用品穿脱区域示意图

医护人员防护用品穿脱区域示意图见图 5-20、图 5-21。

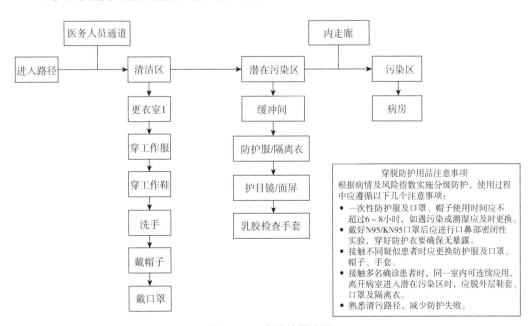

图 5-20　穿防护服流程

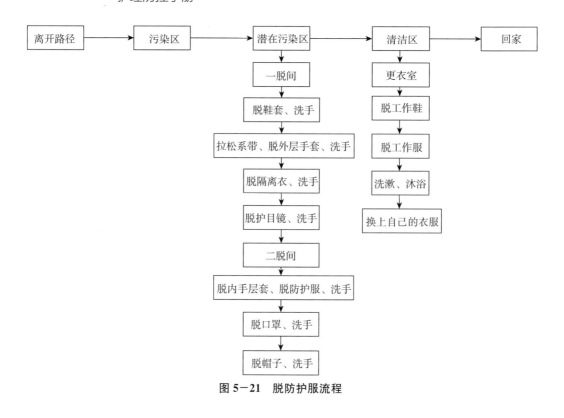

图 5-21 脱防护服流程

第三节 防护用品相关压力性损伤的预防

医护人员在新发急性呼吸道传染疾病疫情防控工作中因长期佩戴防护用具，有发生器械相关压力性损伤的风险，因此，加强防护用品相关压力性损伤的预防至关重要。

一、完善评估

（一）皮肤评估

（1）器械使用人员是否为敏感性皮肤。

（2）器械压迫局部是否为易出汗且积聚部位。

（3）器械压迫部位皮下脂肪厚度，有无骨隆突、瘢痕、硬结、皮损等。

（4）评估压力性损伤好发部位皮肤情况：鼻梁部、颧弓部、额部、耳廓后部等。

（二）器械评估

拟使用器械的材质柔软度、亲肤性、透气性、贴合性等。

（三）其他

器械可能持续使用时长。佩戴防护用品超过 2 小时，尤其按照规范使用医用防护口罩和护目镜的护理人员需重点评估。

二、预防要点

(一) 器械选择

(1) 选择材质柔软、透气、可塑性好、贴合良好的器械。

(2) 在不影响医疗防护效果的前提下，防护器械应妥善固定，松紧适宜，尽量减少对易发生压力性损伤部位的压迫。

(3) 在保证防护效果的前提下，局部使用减压敷料保护皮肤。

(二) 避免局部皮肤压伤

避免受压部位皮肤潮湿，利用皮肤液体保护膜保护受压局部皮肤，避免局部皮肤压伤。

三、操作步骤

(1) 清洁面部易发生压力性损伤的部位。

(2) 使用液体敷料喷洒或涂抹于易发生压力性损伤的部位，待干。

(3) 根据受压部位轮廓裁剪减压敷料（图 5-22）。将减压敷料贴于受压高风险部位（图 5-23）。

(4) 按照标准要求佩戴医用防护口罩及护目镜（图 5-24）。

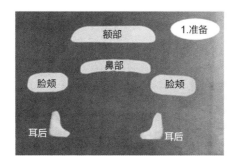

图 5-22　准备减压敷料

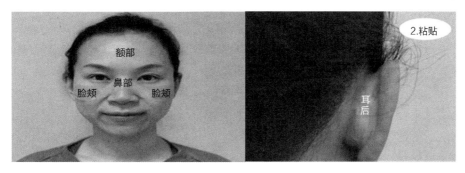

图 5-23　粘贴减压敷料

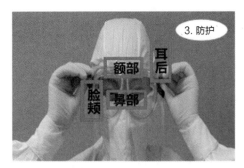

图 5-24 按标准要求佩戴医用防护口罩及护目镜

第四节 职业暴露应急预案

一、防护服破损处理措施及处理流程

发生防护服破损后，应尽快撤离隔离区，更换全套防护用品。处理流程：发现防护服破损，立即用 75％乙醇喷洒或速干手消毒剂涂抹破损处，喷洒或涂抹范围大于破损处直径的 3 倍，同时告知同班人员并做好交接工作，撤离隔离区，按流程脱摘防护用品，脱工作服，沐浴更衣，根据工作需要重新穿戴防护用品后进入隔离区。

二、手套破损处理措施及处理流程

手套破损分外层手套破损、双层手套破损、手套破损且有皮肤损伤三种情况。

（一）外层手套破损

发现外层手套破损后在相应区域（隔离病房以外的其他区域）实施手卫生，脱外层手套，洗手或进行手消毒，重新戴外层手套，进入隔离区。

（二）双层手套破损

发现双层手套破损后在相应区域实施手卫生，脱外层手套，洗手或进行手消毒，脱内层手套，洗手或进行手消毒，重新戴双层手套，进入隔离区。

（三）手套破损且有皮肤损伤

发现手套破损且有皮肤损伤，应在相应区域的缓冲间实施手卫生，脱外层手套，手卫生，脱内层手套，对伤口进行局部清洗、消毒、包扎。

具体操作：轻轻由近心端向远心端挤压伤口，尽可能挤出损伤处的血液，再用肥皂水和流动水进行冲洗，用 75％乙醇或者 0.5％碘伏进行消毒，并包扎伤口，重新戴双层手套，按流程脱摘防护用品、脱工作服、沐浴更衣，接受专业评估与指导，预防用药（必要时）、登记、上报、追踪随访。

三、防护口罩或护目镜松脱处理措施及处理流程

（一）防护口罩松脱

防护口罩松脱时，立即告知同班人员并做好交接工作，离开隔离区，按流程脱摘防护用品，脱工作服，根据工作需要重新穿戴防护用品后进入隔离区。登记、上报、追踪随访。

（二）护目镜松脱

护目镜松脱后，在相应区域实施手卫生，脱外层手套，实施手卫生，取下护目镜，实施手卫生，戴外层手套，戴护目镜后进入隔离区。登记、上报、追踪随访。

第五节　护理人员心理健康管理

新发急性呼吸道传染疾病作为公共卫生突发事件，给一线医护人员身心带来巨大挑战。有研究显示，重大自然灾害中的救援人员急性心理应激障碍发生率达 30％～50％，创伤后应激障碍发病率为 8.92％，未接受心理干预的医护人员发生创伤后应激障碍的危险是接受心理干预的医护人员的 2.7 倍。

参考国家卫健委疾控局发布的《新型冠状病毒感染的肺炎疫情紧急心理危机干预指导原则》，通过专家共识，笔者团队整理、提出了以下护理人员心理健康自我管理的紧急推荐意见，为疫情所致常见心理问题提供干预建议。

一、常见表现

（一）焦虑

主要表现为紧张担忧，烦躁不安，经常提心吊胆，有不详的预感。对于被隔离的个体，会感到孤独、无助、苦闷及忧伤。

（二）抑郁

虽然投身工作岗位，但是无法提起兴趣，做事无法集中注意力。亲历疫情现场者，会对周遭发生的一切丧失情感体验，变得麻木、迟钝。

（三）疑病

频繁测体温，过分关注自身咳嗽及乏力的症状，内心充满不安和怀疑。

（四）强迫

反复洗手，反复擦拭消毒物品。

（五）负面认知

警觉性增高，面对疫情如惊弓之鸟，草木皆兵。

二、心理状况自我评估

（一）症状评估

（1）认知：难以集中注意力，怀疑被传染，关注身体的某种感觉，改变对生命的认识。

（2）情绪：控制不住的紧张感、恐惧或是无助无望，高兴不起来，烦躁易怒。

（3）行为：反复查看有关疫情进展的消息，反复洗手消毒，反复监测体温等。

（4）躯体：血压升高，胸闷、气紧，轻微头痛、出汗，易疲倦，食欲下降，睡眠质量变差等。

（二）量表评估

可选择广泛性焦虑障碍量表（GAD-7）、9项健康问卷（PHQ-9）、一般自我效能量表（GSES）进行自我评估，根据评估结果选择相应的心理干预方式。

三、应激状态下心理问题干预要点

（一）自助要点

（1）管理压力。从个人既往有效应对压力的经验中寻找方法；合理安排工作时间，避免短期内精疲力竭；尽量保持进餐、休息和必要的身心放松；减少或避免酒精、咖啡、烟草的摄入。

（2）调整负性情绪。接纳自身能力的局限性，肯定自己的努力和成绩，避免过度内疚。出现负性情绪，要分析原因，尝试从不同视角看待问题和寻找解决问题的方法，向亲人、朋友、专业心理咨询师等值得信赖的人倾诉。

（3）控制信息源。每天减少应激信息输入，避免持续暴露在疫情信息中，做到重点、有限关注即可。

（4）合理宣泄情绪。选择一种自己感兴趣的运动并坚持，适当投入家务劳动。

（二）应激状态下心理问题求助要点

（1）学习心理应激相关知识及处理方法，及时调整不良情绪。

（2）保持与家人、朋友的联系，条件不允许时可借助各种通信手段。

（3）寻求专业帮助（在线、热线电话诊疗或面诊等）。

（4）如出现严重应激反应，寻求团队支持，必要时及时就医。

第六章　卫生与消毒管理

第一节　人员管理

一、人员要求

卫生消毒人员上岗前应确保身体状况良好，无流行病学史，工作期间每日进行 3 次体温检测，如出现发热、咳嗽等可疑症状时，应立即报告用人单位，并及时就医，避免过度劳累，杜绝带病上岗，按要求接受定期核酸检测和疫苗接种。

二、职业防护

穿工作服，戴一次性医用外科口罩及帽子，执行卫生和消毒时应严格按照《医务人员手卫生规范》（WS/T 313—2019）及时进行手的清洗和（或）消毒，必要时戴手套。合理使用防护物品，尽量防止和避免职业暴露，一旦发生职业暴露，能立即采取补救措施，上报相关部门。现场消毒时，应做好个人防护，根据现场情况和相关标准要求，选择合法有效的个人防护装备。

三、培训考核

定期参加科室及医院组织的有关新发急性呼吸道传染疾病疫情防控知识、环境清洁与消毒以及医疗废物管理条例等的培训，熟悉相关法律法规、规章制度及专业知识。

第二节　环境管理

一、普通病区环境物体表面清洁及消毒

（1）加强日常环境物体表面的清洁及消毒工作，消除污染的环境物体表面的传播隐患。

（2）按照单元化操作的原则，强化高频接触物体表面的清洁与消毒。

（3）普通病区严格执行《新型冠状病毒肺炎常态化疫情防控医疗器械及环境物体表

面消毒方法推荐方案》。详见表 6-1。

表 6-1　普通病房环境物体表面清洁及消毒方法

范围	消毒对象	日常清洁	消毒	清洁消毒频次	备注
环境物体表面	床单元（床、床头柜、椅子等）	日常清水加医用清洁剂清洁	（1）一次性消毒湿巾；（2）含有效氯500mg/L 的消毒剂擦拭消毒	（1）每日清洁1次；（2）污染时随时清洁消毒	感染高风险部门*每班次清洁消毒
	设备带、呼叫器按钮	湿式清洁	（1）一次性消毒湿巾；（2）含有效氯500mg/L 的消毒剂擦拭消毒	（1）1次/日清洁；（2）终末消毒	
	电脑、电话、键盘	湿式清洁	（1）一次性消毒湿巾；（2）屏障保护膜	1次/日	感染高风险部门*每班次擦拭一次
	病历夹、病历车	清水或一次性消毒湿巾清洁	（1）一次性消毒湿巾；（2）含有效氯500mg/L 的消毒剂擦拭	（1）保持清洁；（2）污染时随时消毒擦拭	
	共用洁具（水龙头、水池、座便器）	清水或加清洁剂湿式清洁	含有效氯500mg/L 的消毒剂擦拭	（1）1次/日；（2）污染时随时擦拭消毒	
	公共诊疗区域物体表面（电梯按钮、电梯扶手、门、桌、椅子、门把手、电源开关等）	清水或加清洁剂湿式清洁	（1）一次性消毒湿巾；（2）75％乙醇；（3）含有效氯500mg/L 的消毒剂擦拭	（1）≥2次/日；（2）污染时随时消毒擦拭	感染高风险部门*每班次擦拭一次（每日≥3次）
	床单、被套、枕套	可集中送洗衣房清洗、消毒	首选热洗涤方法	（1）住院患者、急诊室患者应一人一套一更换；（2）污染时应及时更换，清洁、消毒	感染病患者的病员服、被单等放橘红色污物袋或可溶性污物袋或做好标识，送洗衣房单独清洗
	被芯、枕芯、床褥垫	可集中送洗衣房清洗、消毒，否则按医疗废物处理	床单元消毒器消毒30分钟或参照使用说明	有污染随时更换清洗	定期更换

续表

范围	消毒对象	日常清洁	消毒	清洁消毒频次	备注
环境物体表面	地面	(1) 湿式清扫； (2) 清水或加清洁剂湿式清洁	含有效氯 500mg/L 的消毒剂擦拭	(1) ≥2 次/日； (2) 污染时随时消毒	(1) 擦拭地面的地巾不同病室及区域之间应更换，用后清洗消毒，干燥保存； (2) 清洁剂/消毒剂使用严禁"二次浸泡"（指将使用后已污染的清洁用具再次浸泡）
	空气	(1) 开窗通风； (2) 自然通风不良时，使用空气消毒机	动态空气消毒器消毒 30 分钟，或参照使用说明	(1) 自然通风：每日开窗通风≥2 次、≥30 分钟/次； (2) 空气消毒机：每日≥2 次、每次≥30 分钟，或参照机器使用说明	有人的情况下不能使用紫外线灯辐照消毒或化学消毒
	(1) 空调净化设备，出、回风口 (2) 空调通风系统风口	湿式清洁		(1) 出、回风口 1 次/周； (2) 空调通风系统风口 1 次/月	(1) 定期清洗过滤网； (2) 定期更换过滤器
	便器	流动水冲洗、干燥	(1) 浸泡于含有效氯 500mg/L 的消毒剂中 30 分钟，流动水冲洗，干燥备用； (2) 便器清洗消毒器处理	(1) 专人专用； (2) 非专人专用的便器一用一消毒	
复用清洁用具	布巾	流动水清洗	(1) 于含有效氯 250～500mg/L 的消毒剂中浸泡 30 分钟，清水冲洗，干燥备用； (2) 采取机械清洗、热力消毒、机械干燥、装箱备用	(1) 一床一巾； (2) 不同患者之间和洁污区域之间应更换； (3) 擦拭两个不同物体表面或布巾变脏时应更换	(1) 清洁剂/消毒剂使用严禁"二次浸泡"； (2) 布巾擦拭时按照"S"形走势、八面法，勿重复擦拭已清洁区域

范围	消毒对象	日常清洁	消毒	清洁消毒频次	备注
复用清洁用具	地巾（拖把头）	流动水清洗	（1）于含有效氯500mg/L的消毒剂中浸泡30分钟，清水冲洗，干燥备用； （2）采取机械清洗、热力消毒、机械干燥、装箱备用	每个房间一个拖把头	清洁剂/消毒剂使用严禁"二次浸泡"

备注：表格中所列举消毒剂种类仅为推荐，所有符合消毒效果要求的有效消毒剂均可选用，具体可参阅《消毒剂使用指南》（国卫办监督函〔2020〕147号）。*，感染高风险部门包括但不限于感染科门诊（包括发热门诊、留观病房）、感染科病区、急诊、各类重症监护室（ICU）、手术室、烧伤病房、血液透析中心、器官（干细胞）移植病房、内镜中心等。

二、特殊病区环境物体表面清洁及消毒

（一）地面消毒

有肉眼可见污染物时，应先使用一次性吸水材料覆盖，喷洒1000mg/L的含氯消毒剂，作用30分钟，待完全清除污染物，再用1000mg/L的含氯消毒剂消毒。

无明显污染物时，用1000mg/L的含氯消毒剂拖地或喷洒消毒，每天1~2次，遇污染随时消毒。

清洁区使用500mg/L的含氯消毒剂拖地，潜在污染区使用1000mg/L的含氯消毒剂擦拭或喷洒消毒，污染区使用1000mg/L的含氯消毒剂擦拭或喷洒消毒。

（二）诊疗物品消毒

尽量选择一次性使用诊疗用品或诊疗物品专人专用；病房共用器具和物品、可浸泡的诊疗器械（如听诊器等）、耐腐蚀的医疗器械，可用1000mg/L的含氯消毒剂浸泡30分钟后再用清水冲洗干净；不耐腐蚀的医疗器械，可用75%乙醇浸泡30分钟。

（三）仪器设备消毒

（1）患者连续使用的不耐腐蚀的呼吸机、监护仪、输液泵等诊疗器械表面，用75%乙醇擦拭消毒（两遍），每天2~3次，如遇污染随时消毒。

（2）按需使用的不耐腐蚀的诊疗器械、X线投射探头、CT诊床、除颤仪电极板等，表面用75%乙醇擦拭消毒（两遍），遇污染随时消毒。

（3）检查使用后的B超探头可用消毒凝胶或超声探头专用消毒剂、季铵盐类消毒湿巾全覆盖式擦拭消毒。

（4）仪器有肉眼可见污染物时应先使用纸巾覆盖污染物，再喷洒1000mg/L的含氯

消毒剂，完全清除污染物，然后常规消毒。

（四）终末消毒

房间、转运车辆等密闭场所的终末消毒可先用 1000mg/L 的含氯消毒剂喷洒天花板、墙壁等表面，人离开现场，作用 60 分钟后再对重点污染部位、物品、地面等进行消毒处理。消毒后清水擦拭干净，避免终末消毒后的场所及各种物品残留病原体。隔离间患者死亡的，应当及时对尸体进行处理。处理方法：用 2000mg/L 的含氯消毒剂或 0.5％过氧乙酸棉球或纱布填塞患者口、鼻、耳、肛门等所有开放通道；用双层布单包裹尸体，装入双层尸体袋中，由专用车辆直接送至指定地点火化。患者住院期间使用的个人物品经消毒后方可随患者或家属带回家。

（五）空气消毒

应配置空气或气溶胶消毒设施和其他有效的清洁消毒设施，配置应包括但不限于自动雾化空气消毒机、过氧化氢消毒机、紫外线灯/车或医用空气消毒机。环境消毒、空气消毒按照《医院空气净化管理规范》要求，加强开窗通风，保持空气流通，至少在每天早晚开窗通风两次，并按时进行空气消毒，做好登记。

三、门诊环境物体表面清洁及消毒

（一）上午及下午医生出诊结束后，诊室进行环境消毒

诊室开窗通风 30 分钟。开窗通风后进行诊室擦拭消毒，普通诊室物品、桌面使用 500mg/L 含氯消毒剂擦拭，地面使用 1000mg/L 含氯消毒剂擦拭；呼吸科诊室使用 1000mg/L 含氯消毒剂擦拭诊室桌面、物品及地面。呼吸科诊区需增加环境清洁消毒次数，每日 4 次以上，人流量大时，增加消毒频次，加强通风，保持空气消毒机持续开放。动态调整卫生与消毒人员工作时间，保证诊室每次医生出诊后到下次医生开诊前，能够及时完成清洁消毒，负责人每日检查，落实到位，呼吸科卫生与消毒人员不与其他区域交叉。发热或疑似新发急性呼吸道传染疾病患者就诊的诊室及转运路线，在患者转运后使用过氧化氢或 1000 mg/L 的含氯消毒剂进行全面喷雾消毒（30 分钟）、常规擦拭清洁消毒（30 分钟）、再喷雾消毒（30 分钟）、通风。喷雾消毒时应关闭门窗，如遇可见污染物（如患者血液、分泌物、呕吐物和排泄物），少量污染物可用一次性吸水材料（如纱布、抹布等）蘸取 1000mg/L 的含氯消毒剂（或能达到高水平消毒效果的消毒湿巾/干巾）小心移除；大量污染物应使用含吸水成分的消毒粉或漂白粉完全覆盖，或用一次性吸水材料完全覆盖后用足量的 1000g/L 的含氯消毒剂浇在吸水材料上，作用 30 分钟以上（或能达到高水平消毒效果的消毒干巾），小心清除干净。清除过程中避免接触污染物，清理的污染物按医疗废物集中处置。患者的排泄物、分泌物、呕吐物等应有专门的容器收集，用 1000 mg/L 的含氯消毒剂，按粪、药比例 1∶2 浸泡消毒 2 小时。清除污染物后，应对污染的环境物体表面进行消毒。盛放污染物的容器可用 1000mg/L 的含氯消毒剂溶液浸泡消毒 30 分钟，然后清洗干净。

（二）物品表面消毒

诊疗设施、设备表面等有肉眼可见污染物时，应先完全清除污染物再消毒。耐腐蚀设备采用 1000 mg/L 的有效氯消毒液擦拭，不耐腐蚀的设备、器械采用 75％乙醇消毒。高频接触点（如电梯按键、门把手、水龙头、自助机等）增加消毒频次，每日 4 次以上，由区域负责人负责检查，门诊管理人员每周巡查，发现问题，持续改进，切实做好疫情期间门诊消毒隔离工作。公共区域地面、座椅等用 500mg/L 含氯消毒剂擦拭消毒，每日 2 次，人流量大时，增加消毒频次。

四、医疗废物处理及转运

（一）医疗废物存放

医疗废物应放置在装有黄色垃圾袋的医疗废物桶中，禁止混入生活垃圾袋（黑色垃圾袋）中，医疗废物桶应加盖并有明显标识；使用后的锐器及时置于利器盒中，避免扎伤。

（二）感染性废物处理

感染性废物应采用双层黄色医疗废物袋收集，分层封扎，做好标识；隔离患者的生活垃圾按照医疗废物处理。感染性废物需打包称重，专人、专车收集，按固定路线定时转运并交医疗废物处置中心集中处理。

（三）治疗室

医疗废物严禁在治疗室存放。

（四）医疗废物袋

医疗废物袋装量达 3/4 时应扎紧袋口后放入医用废物暂存容器（转运箱）中；利器盒装量达 3/4 时封口，转运时放入转运箱中，转运箱应加盖后扣紧环扣。存放医疗废物的容器应防渗，医疗废物袋外表面粘贴医疗废物标识，具体根据废物类型（感染性、损伤性、病理性、药物性、化学性）进行选择。

（五）医疗废物收集

由专人、定时、定路线、使用密封容器进行收集、运送，避免污染环境。收集人员应做好必要的防护，如穿隔离衣、戴手套等。每天运送结束后，应对运送工具进行清洁和消毒。

（六）医疗废物登记

收集人员负责登记各部门产生的废物量，并请产生部门人员确认。

（七）暂存要求

集中存放医疗废物的房间必须上锁（或设门禁），避免流失，并粘贴明显警示标识和禁止吸烟、饮食的标识；有防漏、防鼠、防蚊蝇、防蟑螂、防盗、防儿童接触等安全措施。每天对环境进行清洁与消毒，有污染时立即消毒；运送车辆每天清洁消毒。

第七章 重点科室、关键环节护理管理

第一节 发热门诊护理管理

一、环境管理

（一）发热门诊设置原则

发热门诊建筑布局应当符合《医院隔离技术规范》等有关要求，纳入医院总体建设规划，合理安排功能布局。发热门诊内部应严格设置防护分区，严格区分人流、物流的清洁与污染路线，采取安全隔离措施，严防交叉感染和污染。

（二）发热门诊设置要求

1. 选址

二级及以上综合医院要在相对独立的区域规范设置发热门诊和隔离留观室。有条件的乡镇卫生院和社区卫生服务中心可设置发热门诊（或诊室）和留观室。发热门诊应当设置在医疗机构内相对独立的区域，与普通门（急）诊相对隔离，并宜邻近急诊，设立相对独立的出入口，便于患者筛查、转运。有条件的发热门诊宜预留室外场地及设备管线等，为以后快速扩建、转运等提供基础条件。

设有发热门诊和发热筛查点的医疗机构，院区主入口和门急诊大厅外应当设置醒目的发热门诊标识，明确发热门诊所在的方向、位置及路线。院区内应当设置路线导引标识，明确患者前往发热门诊的路线，尽量避免前往发热门诊的过程中穿越其他建筑。

发热门诊应分设患者通道和工作人员通道，各通道应设有醒目标识，并有相应措施防止其他人员误入。

2. 分区

发热门诊应当设有（包括但不限于）：预检分诊区、患者候诊区、诊室、治疗室、隔离留观室、呼吸道样本采样室、医疗废物暂存间、污洗间、发热患者专用卫生间等功能用房和区域。发热门诊内各功能用房应尽量采用自然通风与天然采光。发热门诊至少设置两间诊室，宜设置一间备用诊室。诊室应尽可能宽敞，至少可以摆放一张诊查床、一张工作台。有条件的应将儿童与成人候诊区分开设置。原则上发热门诊要求一患一诊室，儿童诊室原则上要求一患一诊室一陪护。

设置区分污染区、潜在污染区和清洁区，应在清洁区与潜在污染区之间、潜在污染区与污染区之间分别设置物理屏障。三区相互无交叉，使用面积应当满足日常诊疗工作及生活需求。

（1）清洁区：应设有医务人员出入口、医务人员更衣值班休息室，医务人员专用卫生间、淋浴间、用餐室，清洁库房等。

（2）潜在污染区：该区可设存放及穿戴防护用品区（也可设在清洁区）、脱卸防护用品区及使用后防护用品收集区。

（3）污染区：设有患者出入口、候诊区，诊室、隔离留观室、治疗室、留观区的护士站、检验室、放射检查室、污洗间、卫生间等。候诊区宜相对单独设置，并加强通风，必要时可加装机械通风、空气净化设施等。

发热门诊在布局、流程设置上建议按有流行病学史患者与无流行病学史患者进行分区处置，区与区之间设物理隔离屏障，最大限度降低交叉感染风险。

根据预检分诊工作，发热门诊对不同流行病学史的患者进行分区接诊，尽量避免交叉感染。其中，污染区作为发热患者的就诊和留观区域，分为普通发热患者诊区、新发急性呼吸道传染疾病筛查患者专用诊区，并增设新发急性呼吸道传染疾病疑似患者留观病区等。各区相对独立，避免交叉感染。就诊患者应按照标识和医护人员的引导进行就诊，避免误闯误入；需要外出检查或者院内转运时，去专用检查室，由专人陪护，走专用路线，并及时做好消毒。

设立预检专用诊室和疑似患者留观病区。在一个独立的区域设置专门诊室用于接诊新发急性呼吸道传染疾病流行病学史阳性患者。经筛查分诊台进行初步流调，具备阳性流行病学史的患者由医务人员引导至专用诊室就诊，避免与普通发热患者同时就诊，疑似患者收治至疑似患者隔离留观区，专区专护，将隔离留观区的病室设为单人间，原则上禁止探视和陪护，以避免交叉感染。

普通发热诊区的接诊。分诊台经筛查和初步流调，流行病学史阴性的患者指引至普通发热门诊区就诊，接诊普通发热患者的医生仍需再次详细询问患者流行病学史，并完善必要的检查检验，对不能排除新发急性呼吸道传染疾病的患者，引导至筛查诊室或收住至隔离留观病房进一步明确诊断。

3. 隔离留观室设置要求

发热门诊应至少设置一间隔离留观室，有条件的医疗机构，可设置多间隔离留观室，或可设置负压隔离留观室。隔离留观室的数量若不能满足临床诊疗需要，需另外设置隔离留观病区，床位数量应当依据传染病疫情防控需要和发热门诊诊疗量确定，同时根据疫情变化进行调整。

隔离留观室要标识明显，与诊室保持一定距离；留观室为单人间，房间内设独立卫生间；室内必须通风良好，禁用中央空调，并加强消毒。

隔离留观室应配备必需的诊疗检查设备，如听诊器、血压计、体温计、氧气、简易呼吸器等常用诊疗设备及抢救车、心电监护仪、除颤仪等基本抢救设施设备。

隔离留观室应安排专人管理，限制留观室人员随意出入；留观患者病情允许时，应当正确配戴口罩，并限制在留观室内活动。隔离留观室内安装摄像头、无线传输设备及监护设备，以便患者与外界及时沟通并实现远程会诊。

4. 其他设置要求

（1）发热门诊应当设置独立的患者卫生间。

（2）本着资源共享、合理调配的原则，检验室、PCR 实验室宜相对独立设置，可不限于发热门诊区域。患者标本需外送检验的，应采集后立即密封处理、做好标识，第一时间由专人密封运送至检验科。

（3）受条件限制不能配置独立 CT 室时，可按照放射防护标准设置 DR 室。

如需前往发热门诊区域外检查的，患者移动过程应当严格遵守"距离最短、接触人员最少、专人防护陪同"原则，不与普通患者混乘电梯，检查室单人使用，接诊医务人员做好防护，患者所处环境做好消毒。

5. 消毒隔离管理

详见第六章卫生与消毒管理的第一节、第二节内容。

二、人员管理

在发热门诊工作的护理人员应具备一定临床经验，掌握相关疾病护理要点、传染病预检分诊、各项护理操作、医院感染控制、消毒隔离、个人防护等。发热门诊应根据患者数量及隔离床位数量配备相应数量的护理人员，疫情期间根据实际患者数量酌情增加护理人员数量。所有在发热门诊工作的护理人员需经过传染病相关法律法规、传染病诊疗知识和医院感染预防与控制培训，经穿脱防护用品、手卫生、医用防护口罩适合性试验等培训和技能考核合格后上岗。

三、流程管理

（一）新发急性呼吸道传染疾病疫情期间发热门诊预检分诊流程

新发急性呼吸道传染疾病疫情期间发热门诊预检分诊流程见图 7-1。

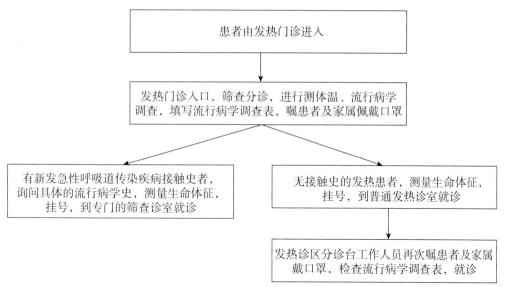

图7-1　新发急性呼吸道传染疾病疫情期间发热门诊预检分诊流程

1. 预检分诊的目的

甄别新发急性呼吸道传染疾病感染疑似病例，及时发现急危重症病例，合理安排患者就诊，保证就诊效率，避免交叉感染。

2. 预检分诊的具体要求

发热门诊预检分诊台的设置应前移至发热门诊入口处，以便患者一进入发热门诊诊区就立刻接受流行病学调查，流行病学史阳性和阴性患者分区就诊。

预检分诊台应设立在发热门诊最靠近门口的位置，相对独立，通风良好，标识醒目，能够有效地引导患者先到预检分诊台就诊。分诊台应配备非接触式红外线体温枪、一次性使用外科口罩、指夹式血氧仪、患者信息登记本、手消毒剂、卫生消毒湿巾、疾病宣教单。

3. 填写流行病学调查表

由筛查分诊台向患者发放流行病学调查表，患者进入发热门诊诊区后第一时间填写，交由护理人员核对。这样可以及时筛出流行病学史阳性的患者，并及时引导其到专门诊区候诊和就诊。

4. 医生核实并深入流调

护理人员将流行病学史阳性患者分诊至专门的筛查诊室就诊。筛查诊室医生核实并深入了解患者的流行病学信息。必要时通过网络查询患者外出所乘火车、航班内是否有确诊患者，患者居住社区是否有确诊患者，患者所接触疑似/确诊患者信息，并结合与患者先后发病的其他家庭成员或聚集发病病例情况，判断患者流行病学史是否有意义。根据最新新发急性呼吸道传染疾病诊治指南明确患者是否为疑似新发急性呼吸道传染疾病患者，并完成进一步的诊疗；护理人员将流行病学史阴性患者分诊至普通发热诊区诊室就诊。普通发热接诊医生仍需再次详细询问患者流行病学史，并完善必要的检查检验，对不能排除患新发急性呼吸道传染疾病的患者，引导至筛查诊室或收住至隔离留观病房进一步明确诊断。

（二）发热门诊患者流程管理

1. 患者外出检查

患者外出检查流程见图7-2。

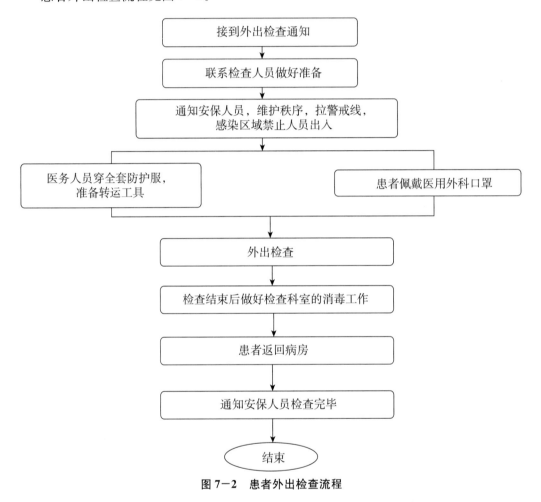

图7-2 患者外出检查流程

2. 留观患者转运

留观患者转运流程见图7-3。

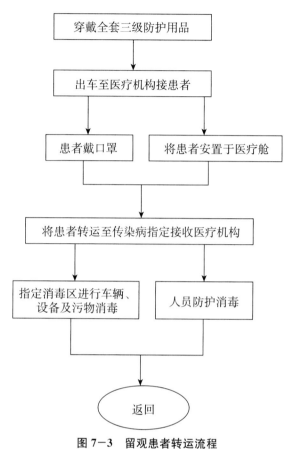

图7-3　留观患者转运流程

3. 留观患者订餐及送餐

留观患者订餐及送餐流程见图7-4。

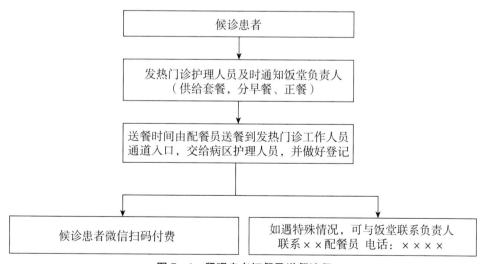

图7-4　留观患者订餐及送餐流程

4. 患者心理护理

护理人员注意收集患者的资料，认真阅读患者病历，根据患者年龄、受教育程度、职业修养等结合其病情和心理特点，用通俗易懂的语言对其进行指导。候诊患者在等待检查结果期间容易产生愤怒、恐惧、抱怨、烦躁等不良情绪，有的哭闹，不吃不喝，甚至出现逃避行为。护理人员应充分理解患者出现的情绪反应，避开攻击性话题。做到事先有准备、主动关心、安慰患者，以亲切的态度增强与患者的沟通，鼓励他们说出心里话，诊疗期间给予其更多的关心、照顾。教会他们在候诊区如何保护自己及其他人，如戴口罩，避免发生交叉感染；积极回答患者的疑问并帮助其解决实际困难。必要时可请心理医生会诊治疗。

（三）发热门诊标本留取及标本运送

1. 标本留取

（1）物品准备（冰箱内放置）：采样管（内装标本固定液，用于痰、咽拭子、大小便的留取）、专用棉签、专用生物安全运输箱（所有标本留取后放入）、标本登记本。

（2）咽拭子标本留取：嘱患者张开嘴巴，取棉签迅速地擦拭两腭弓、咽及扁桃体。打开采样管，棉签放入标本固定液中，拧紧标本固定液盖。咽拭子标本由医生留取。操作步骤详见图7-5。

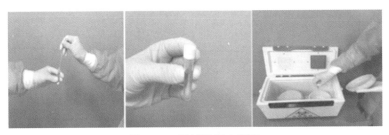

图7-5 咽拭子标本留取

（3）痰标本留取：患者用10%氯化钠氧气雾化后予拍背，嘱患者深部咳嗽，咳出痰液放入痰杯中，打开采样管，用棉签蘸取最黏稠部分，放入标本固定液中，拧紧采样管盖，接连留取3个标本。痰标本由医生留取，护士协助。操作步骤详见图7-6。

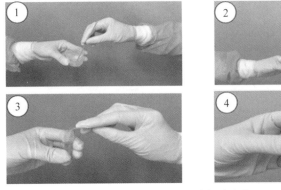

图7-6 痰标本留取

（4）大便留取：用棉签蘸取米粒样大小的粪便放入标本固定液中，折断棉签，拧紧采样管盖。操作步骤详见图 7-7。

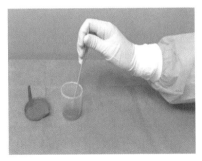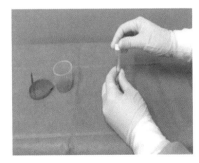

图 7-7　大便留取

（5）小便留取：用棉签蘸尿液片刻，放入标本固定液中，折断棉签，拧紧采样管盖。操作步骤详见图 7-8。

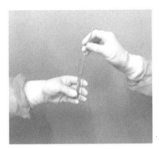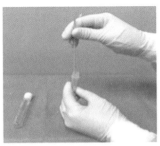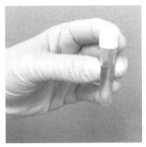

图 7-8　小便留取

2. 标本运送

标本采取后，放入标本专用密封盒（注意标本不能污染盒外面），再放入 A 级生物转运箱，用 1000mg/L 的含氯消毒剂喷洒转运箱表面，放在指定位置。配送人员穿好防护用品，将生物转运箱送到检验科，检验科收取标本后，用 1000mg/L 的含氯消毒剂喷洒转运箱箱里面和表面，作用 60 分钟后，再由配送人员送回科室。

（四）发热门诊设施设备配置

1. 医疗设备设施

（1）基础类设备：配置病床、转运平车、护理车、仪器车、治疗车、抢救车、输液车、污物车、氧气设备、负压吸引设备等。

（2）抢救及生命支持类设备：配置输液泵、注射泵（配置工作站）、电子血压计、水银体温计、血糖仪、心电监护仪、心电图机、除颤仪、转运呼吸机等，可配置有创呼吸机、雾化泵、负压担架。

（3）检验类设备：应配置全自动生化分析仪、全自动血细胞分析仪、全自动尿液分析仪、全自动尿沉渣分析仪、全自动粪便分析仪、血气分析仪、生物安全柜等，可配置全自动血凝分析仪、特定蛋白分析仪。

（4）放射类设备：方舱 CT。

（5）药房设备：有条件的医疗机构可配置 24 小时自动化药房。

（6）辅助设备：电脑、监控设备、电话通信设备、无线传输设备、自助挂号缴费机和污洗设备等。

2. 通风排风及空调设施

业务用房保持所有外窗可开启，保持室内空气流通，同时应配备机械通风设施。通风不良的，可通过不同方向的排风扇组织气流方向从清洁区→潜在污染区→污染区。空调系统应独立设置，设中央空调系统的，各区应独立设置。当空调通风系统为全空气系统时，应当关闭回风阀，采用全新风方式运行。

3. 消毒隔离设备设施

所有功能空间均应设手卫生设施，洗手设施应使用非手触式洗手装置。应配置空气或气溶胶消毒设施和其他有效的清洁消毒措施，配置应包括但不限于：全自动雾化空气消毒机、过氧化氢消毒机、紫外线灯、车或医用空气消毒机。

4. 信息化设备

配备与医院信息管理系统互联互通的局域网设备、电子化病历系统、非接触式挂号和收费设备、可连接互联网的设备、可视对讲系统等。

第二节　普通门诊护理管理

一、环境管理

（一）门诊区域的重新规划

疫情期间为保证所有人员进出均接受预检分诊，单进单出是最节省人力、防护物资，也便于管理的办法。实行特殊诊区分离单独管理，将呼吸科诊区从原内科诊区中分离，设置到相对独立的、离发热门诊较近的区域控制管理，便于及时发现并转运发热及疑似患者，减少高风险患者与其他疾病患者的接触，降低就诊期间传染风险。根据门诊工作量动态调整诊区布局，合并就诊人员少的诊区，疏散就诊人员较多的诊区，可考虑多点位分区候诊，降低人员密度，同时关闭通风条件不好的诊室。

门诊各区域有醒目的分区及导引标识，并张贴防护指导图示。各缓冲区域防护物资品种、规格和数量满足使用要求。

（二）预检分诊管理

预检分诊是防控筛查的重要环节，通过流行病学调查，掌握就诊人员的暴露史、接触史等流行病学相关信息，可及时筛查出密切接触人员，防范新发急性呼吸道传染疾病的流行。

1. 执行三级预检分诊

（1）一级预检分诊：门诊入口处电子显示屏和现场语音循环播放疫情防控相关要求。提醒进入医院人员出示健康码，扫描场所码。配备红外线体温测量仪、手持额温枪测量体温，筛查发热患者。询问流行病学史。使用快速手消毒液给患者进行手部消毒。设置老年人、无手机人群专用通道，安排专人进行流行病学史询问，填写流行病学史调查表。

（2）二级预检分诊：在门诊各诊区门口测量体温，用预检分诊卡记录患者及家属体温，询问流行病学史，及时筛查可疑患者。

（3）三级预检分诊：门诊医生再次询问流行病学史，复核体温，询问患者有无发热、干咳、疲劳、咳痰、呼吸短促、肌肉或关节痛、咽痛、头痛、寒战、恶心呕吐症状，记录在门诊电子病历上，排除新发急性呼吸道传染疾病后继续看诊。

在三级预检分诊过程中发现患者体温异常（体温≥37.3℃），再次用水银温度计复测，发热患者由专人指引走规定路线到发热门诊就诊。就诊全程由医务人员指导并检查患者及陪同是否按照要求正确佩戴口罩，建议其用快速手消毒液清洁双手。

2. 流行病学史问询原则

（1）聚集：近两周内是否与不明情况人员（指家人、同住者等之外的人）有聚餐或者聚会（8人及以上）经历。

（2）症状：3天内有无发热；3天内是否有新出现的干咳、乏力、鼻塞、咽痛、流涕、肌肉痛、腹泻、结膜炎、嗅觉味觉减退或丧失等症状。

（3）来自：①来自境外，近一个月内是否有境外各个国家的出行史或居住史；②来自重点地区，两周内是否有重点地区或国内其他新发急性呼吸道传染疾病中高风险地区的出行史或居住史；③来自有聚集病例的社区或单位，两周内生活或工作的地方（包括同一小区的单元、家庭、办公室及学校同班等）是否存在两例及以上有发热或者呼吸道症状的病例。

（4）接触：两周内是否接触过来自境外或者新发急性呼吸道传染疾病重点地区的有发热或者呼吸道症状的患者，近两周内是否接触过新发急性呼吸道传染疾病的疑似、确诊患者或者无症状感染者，近两周内是否接触过新发急性呼吸道传染疾病病毒感染者（确诊患者或无症状感染者）的密切接触者，是否为冷链运输从业人员或有明确的冷链运输物品的接触史。

（三）环境消毒

详见第六章第二节环境管理的内容。

二、人员管理

（一）患者及陪同人员管理

患者及陪同人员进入医院必须按照要求正确佩戴口罩，正确使用医院提供的洗手设施及快速手消毒液，护理人员应鼓励患者及陪同人员进行手卫生。降低人员密度，人与人间距保持 1 米以上。就诊前调查流行病学史，每个诊区建立"预检分诊登记表"，对疑似患者应记录其基本信息（包括姓名、性别、年龄、职业、家庭住址、联系电话、发病日期、主要症状、体温、流行病学史、转归等），以便出现任何问题时及时联络、追踪。

疫情期间，为了避免人员聚集，除特殊情况（如行动不便、智力障碍、言语不清、未成年人、无法交流等）外，陪同人员一律在诊室外等候，仅患者本人进入诊室就诊，严格执行"一医一患一室"的相关规定。护理人员引导患者分时段到院就诊，减少院内单位时间内就诊患者数量。

（二）密集人流的管理

根据不同专科医生诊疗能力细化每个号源就诊时段，可通过预约挂号平台向患者推送候诊时间。例如，对于预约挂号的患者，医院应严格分时段，按照专业特点限定患者的报到时间，可参照分时段就诊管控较好的三级医院，只允许患者在"建议候诊时段"半小时前到分诊台报到，规范患者的就诊行为，进而缩短就诊等候时间。实行号源动态管理，每日统计各科室门诊工作量，测算患者就诊需求量，动态调整出诊医生人数，实行有针对性地限制号源，在满足患者就医需求的同时，减少医患人数，实现分时段就诊。监测挂号、缴费、取药、检查等点位人流，超过人流上限应立即通知相关科室启动应急调配，通过增开窗口、人员分流等方式降低医院内各区域人员密度。

（三）疑似患者的管理

落实预检分诊工作，切实做好患者的流行病学调查，根据筛查结果指导患者就医：①发热患者直接到发热门诊就诊；②体温正常，无流行病学史者门诊正常就诊；③体温正常，有咳嗽、咳痰、乏力、呼吸困难等感染症状，无流行病学史异常的患者，建议呼吸科就诊；④体温正常，有咳嗽、咳痰、乏力、呼吸困难等感染症状，有流行病学史异常的患者，建议到发热门诊就诊；⑤体温正常，无咳嗽、咳痰、乏力、呼吸困难等感染症状，流行病学史有异常的非急症患者，建议居家隔离 14 天后就诊。

就诊期间出现发热或疑似新发急性呼吸道传染疾病的患者，在原诊室就地隔离。在患者耐受情况下给予佩戴医用外科口罩，立即按照疑似新发急性呼吸道传染疾病患者转运专用路线，安排专人、专梯尽快转运，最大限度地减少与其他人员接触。准确、完整地填写"预检分诊登记表"，记录就诊患者的基本信息（包括姓名、性别、年龄、职业、家庭住址、联系电话、发病日期、主要症状、体温、流行病学史、转归等），以便出现任何问题时及时联络、追踪。医护人员重新更换防护用品，更换诊室出诊。联系区域卫生与消毒人员，对疑似患者到过的诊室关闭门窗进行气溶胶喷雾消毒（1000mg/L 的含氯消毒剂作用 30 分钟），常规擦拭清洁消毒（作用 30 分钟），再喷雾（作用 30 分钟），通风。

三、流程管理

(一) 挂号管理

建议门诊取消窗口挂号，引导患者使用身份证通过微信公众号、医院 App、"114"等多个平台进行实名制预约挂号，挂号后网上或自助机缴费，减少排队等候，避免人员聚集。部分预约率不高、患者预约意识不足的医院保留人工挂号窗口，但要设置 1 米线保证患者排队间隔 1 米间距。

(二) 就诊管理

候诊区域每排座椅距离保持在 1 米以上，放置提示"间隔入座"标识，增加候诊人员间距。切实落实"一医一患一室"，根据候诊区大小计算每诊次候诊人数，合理安排出诊医生，减少人员密度，降低传染风险。就诊过程中如出现发热或疑似新发急性呼吸道传染疾病患者，安排患者在原诊室就地隔离。在患者耐受情况下给予佩戴医用外科口罩，立即按照疑似新发急性呼吸道传染疾病患者转运专用路线，安排专人、专梯尽快转运，最大限度地减少与其他人员接触。准确、完整地填写"预检分诊登记表"，记录就诊患者的基本信息（包括姓名、性别、年龄、职业、家庭住址、联系电话、发病日期、主要症状、体温、流行病学史、转归等），以便出现任何问题时及时联络、追踪。医护人员重新更换防护用品，更换诊室出诊。

(三) 缴费管理

建议患者使用诊间支付、自助机缴费、微信公众号、医院 App 缴费等方式完成，人工窗口可视患者缴费习惯考虑是否开设。人工窗口排队处设立 1 米线标志，提示缴费者彼此保持 1 米以上距离排队。交费后应提供明确易懂的智能导诊单，便于给患者提供下一步指引，尽量准确清楚，避免患者在医院内到处奔波，询问他人，减少患者不必要流动。

(四) 检查、取药

医技科室全面开展预约检查，尽量鼓励患者使用医院 App 或微信公众号完成检查预约，避免患者聚集。公共区域放置快速手消毒液，提供给就诊患者进行手卫生。根据候检区大小限制等候区患者人流，等候区每排座椅距离保持在 1 米以上，放置"间隔入座"的标识，增加人员间距。

取药窗口等候区域每排座椅距离保持在 1 米以上，放置"间隔入座"的标识，增加人员间距。监测取药患者人流量，根据患者流量动态调整取药窗口数量，尽量缩短患者取药等候时间。

第三节　隔离病区护理管理

规范新发急性呼吸道传染疾病确诊/疑似感染患者隔离病区的消毒、隔离工作，促进防护物资的科学管理，可降低发生感染的风险，保障医务人员和患者的安全。

一、环境管理

（一）病区布局

遵循"三区二通道"原则，污染区、半污染区、清洁区应分区明确。工作人员与患者分道出入。隔离病房应有隔离标识，并限制人员出入。

（二）患者安置

疑似患者和确诊患者分开安置，疑似患者安置在单间隔离，经病原学确诊的患者可以同室安置，病床距离应大于1.1米。

（三）环境消毒

详见第六章第二节环境管理的内容。

（四）隔离要求

在实施标准预防的基础上采取接触隔离、飞沫隔离和空气隔离等措施。

（五）医疗废物

详见第六章第二节环境管理的内容。

（六）负压病房

负压病房应做到门窗关闭，使整个病区的空气定向流动。空气流动方向：办公区→走廊→缓冲间→隔离病房。隔离病房为污染区，隔离病房外的走廊与病房之间应设立缓冲间，防护用品置于缓冲间内。回风口过滤膜定期清洗消毒，晾干后再次使用。对回风口周围进行擦拭消毒。详见图7-9。

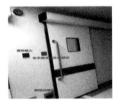
负压病房

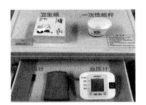
隔离病房床旁用物

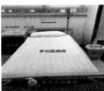
隔离病房床单元

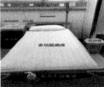
隔离病房传递窗

图 7-9　负压病房环境及设备设施

二、人员管理

（一）护理人员管理

1. 护理人员严格执行防护措施

护理人员进入隔离病房应严格执行《医院隔离技术规范》《医务人员穿脱防护用品的流程》，按照标准，正确实施手卫生和穿脱个人防护用品。防止污染。

2. 减少与患者接触的人数

合理排班，安排相对固定的人员在污染区工作，限制进入患者房间的人员，非必要情况，不直接与患者接触。

3. 缩短与患者接触的时间

（1）尽量开展纸质化健康宣教，将宣教内容张贴于病室内，请患者自行阅读。

（2）使用电话或对讲机在患者房间外沟通，或可为清醒患者提供白板协助沟通，条件允许时可使用视频沟通。

（3）若无护理操作，与患者保持 1 米以上的距离，尽量采用呼叫器沟通。

4. 减少与患者接触的操作

（1）有条件者采用电子设备监测，通过窗户或中央监控站可看到所有患者监护仪并听到警报。

（2）有条件的医疗机构启用无线体温监测系统监测患者体温。

（3）病房门口设立专用柜，护理人员将相应物资放置于专用柜后在护理人员指导下由患者自行领取。

（4）体温管理，每日监测医务人员的体温和症状，如有发热或出现呼吸道症状立即报告医务科和院感科。隔离病区医务人员核酸检测按要求每 7 天进行一次。

5. 病区常规治疗及护理管理

（1）护理巡视单（表 7-1）的使用。

表7-1 护理巡视单

床号		姓名		住院号			护理级别		
日期	血压	体温	脉搏	血氧饱和度（％）			俯卧位		巡视人
				静态时	活动后	俯卧位	是	否	

1）全病区患者均需要使用护理巡视单。

2）护理巡视单固定放置位置：均贴于患者床尾，如床尾无法固定，可贴在患者床尾对面的墙上。

3）护理巡视单记录内容包括：患者个人信息、日期、生命体征、SPO_2（三种状态）、卧位、巡视人等。

4）护理巡视单记录时间：配合医嘱，每班至少要有1次巡视记录。

5）护理巡视要求：巡视时注意患者是否按医嘱正确吸氧，是否按要求正确执行俯卧位，房间是否开窗通风等。

6）护理巡视单满格需要更换时，将使用后的收回，于固定位置暂存。

（2）俯卧位护理。

1）在新发急性呼吸道传染疾病患者诊疗过程中，俯卧位通气作为一项非常重要的治疗手段，在提高动脉氧合、改善临床症状、促进患者康复中有着重要作用。

2）严格按要求俯卧位，并及时记录于护理巡视单。

3）俯卧位时间：清醒的普通患者和轻型患者俯卧位通气的治疗时间应≥12小时；患者存在肺部渗出、CT异常、体征明显、SPO_2低于95％其中任何一种情况时，俯卧位通气的治疗时间应≥16小时；对于特殊患者，如高龄患者、幼儿等，适当调整俯卧位治疗的时间与体位。

4）评估与观察要点：俯卧位通气期间，严密观察患者生命体征和意识，咳嗽、咳痰的情况，注意患者的呼吸频率、节律和幅度，有无呼吸困难和缺氧的症状，以及指间血氧饱和度等。

5）在观察俯卧位通气效果的同时注意观察和预防并发症，如低血压、气胸、青光眼、压力性损伤、反流、误吸等。

6）执行要求：具备自理能力的患者指导其取标准卧姿；不具备自理能力的未成年患者，教会家长帮助其执行；暂时丧失自理能力的患者由 3 人以上协助配合执行。

（3）可能出现的并发症的处理。

如患者出现血压下降，密切观察，数分钟后血压恢复，则不需要转回仰卧位；如果时间较长，经积极处理无改善，则需要恢复到仰卧位。如出现颜面部水肿、神经与视网膜血管受压，可将头部垫高 15°～30°，如有轻度水肿，一般转至仰卧位几天后便可消退。俯卧位时还要注意体表凸出及易受压部位，定时调节各支撑物以缓解压力，并观察受压部位皮肤情况。

（4）健康教育。

进行俯卧位通气前与患者进行有效沟通，使其了解必要性和重要性，提高规范执行的依从性。协助患者采取舒适俯卧位，嘱其过程中如有不适及时呼叫，护理人员加强巡视并严密做好对俯卧位患者的病情观察。对于特殊患者，如高龄、特殊疾病患者等，适当调整俯卧位的时间与体位。清醒的普通患者俯卧位通气的治疗时间应≥12 小时。俯卧位通气过程中应安慰患者，减轻患者思想负担，增强患者战胜疾病的信心。

6. 护理人员培训

（1）熟练掌握新发急性呼吸道传染疾病防治方案、新发急性呼吸道传染疾病诊疗方案及各项制度要求。

（2）定期接受培训，并进行个人防护及穿脱防护服的考核。

（3）掌握医疗废物的处置。

（二）患者管理

1. 自我防护

患者入院后统一发放并佩戴医用外科口罩，定期更换。拒绝患者亲友探视和陪护，允许患者使用通信设备与外界沟通联系。住院期间，患者无必要情况严禁出病房。

2. 生活起居

患者的餐食、热水及生活用品由护理人员按时统一分发。嘱患者规范佩戴口罩，遵守咳嗽礼仪和实施手卫生等。患者通过呼叫系统呼叫医生、护理人员。患者大、小便应确保进入专用洗手间，马桶或坐便器（最好有盖子）。病房内清洁消毒及垃圾清理由医务人员统一负责，分时段处置。

3. 患者用品

患者的血压计、听诊器等个人医疗用品专人专用，每天消毒 2 次。疑似患者的床单元用品放双层黄色垃圾袋中，并标识"疑似新发急性呼吸道传染疾病患者用"，由消毒供应中心消毒；确诊患者尽量采用一次性床单元用物。疑似或确诊患者进入病区时，换下的衣服及物品装入双层黄色塑料袋，并标识"疑似或确诊新发急性呼吸道传染疾病患者用"，交由医院统一消毒处理，在患者出院时交还。

4. 需要重点关注的特殊患者

（1）特殊年龄段的患者：大于 65 岁、小于 14 岁的患者。

（2）有以下疾病的特殊情况患者：核酸转阴、使用中和抗体的患者，发热、吸氧患者，肥胖、冠心病、高血压患者等。

（3）需要给予心理干预的患者：情绪低落、激动，有发生纠纷风险的患者等。

三、流程管理

（一）人力资源的调配

详见第四章第一节的内容。

（二）接收确诊/疑似患者

接收确诊/疑似患者的护理流程见图 7-10。

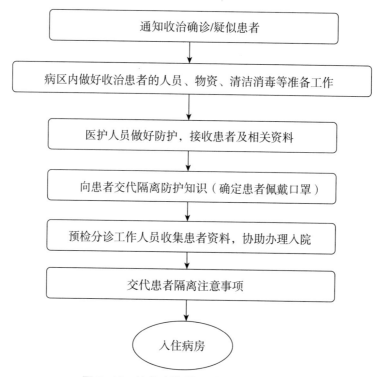

图 7-10　接收确诊/疑似患者的护理流程

（三）确诊患者外出检查

确诊患者外出检查流程见图 7-11。

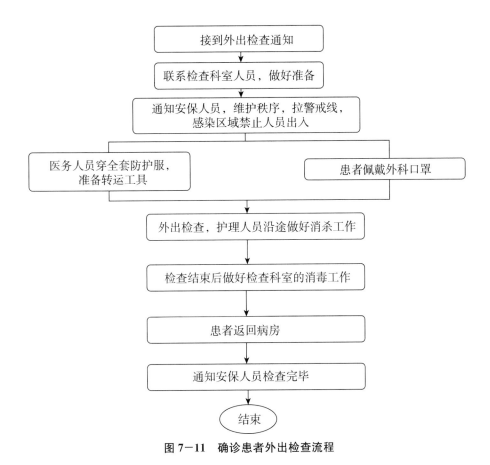

图7-11　确诊患者外出检查流程

（四）确诊患者订餐及送餐

确诊患者订餐及送餐流程见图7-12。

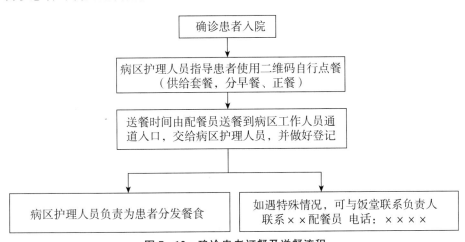

图7-12　确诊患者订餐及送餐流程

（五）患者转运

当发现确诊或疑似患者需要转院时，由发热门诊医生或隔离观察病房负责人电话联系医院感染管理部门或相应负责部门（医院预先指定）值班人员，向分管院长或院长报告后，立即安排人员电话联系市疾控中心，由疾控中心组织专家组前来开展流行病学调查、会诊和采样。疾控中心组织专家组会诊后根据患者的实际情况决定是否转定点医院。

如需转院，由医院主管医生或相应部门负责人员打印患者病历、各种检查结果，做好转院准备。定点收治医院派救护车前来接收患者。患者上车前，由医院保安对其步行路线进行清场，避免感染其他人员。

1. 负压救护车转运

优先选择负压救护车转运。患者佩戴医用外科口罩，由医护人员护送上救护车。负压救护车使用后进行终末消毒（使用 1000mg/L 含氯消毒剂喷洒，作用 30 分钟，然后使用清水擦拭）。医护人员及司乘人员需佩戴医用防护口罩、双层手套，穿防护服、靴套，佩戴医用帽、护目镜或面屏。

2. 负压担架转运

若无负压救护车，则使用负压担架安置患者，再由医务人员护送至救护车。转运完成后，对救护车进行终末消毒（用 1000mg/L 含氯消毒剂喷洒，作用 30 分钟，然后使用清水擦拭）；对负压担架进行终末消毒（用 1000mg/L 含氯消毒剂喷洒，作用 30 分钟，然后使用清水擦拭）并更换相关耗材，做好下一次使用的准备。医护人员及司乘人员需佩戴医用防护口罩、双层手套，穿防护服、靴套，佩戴医用帽、护目镜或面屏。

3. 普通救护车和普通担架转运

在无负压救护车和负压担架，而患者必须转运的情况下，方可考虑普通救护车和普通担架转运。患者佩戴医用外科口罩，由医护人员护送。医护人员及司乘人员需佩戴医用外科口罩、双层手套，穿防护服、一次性隔离衣、靴套，佩戴医用帽、护目镜或面屏。转运完成后，救护车进行终末消毒（用 1000mg/L 含氯消毒剂喷洒，作用 30 分钟，然后使用清水擦拭），医护人员及司乘人员更换相关的防护用品。

（六）隔离病区床单元终末消毒

隔离病区床单元终末消毒操作流程见图 7-13。

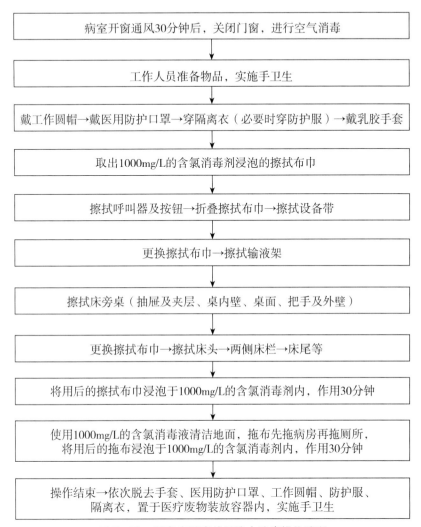

图 7-13　隔离病区床单元终末消毒操作流程

（七）病房医疗废物收集

病房医疗废物收集流程见图 7-14。

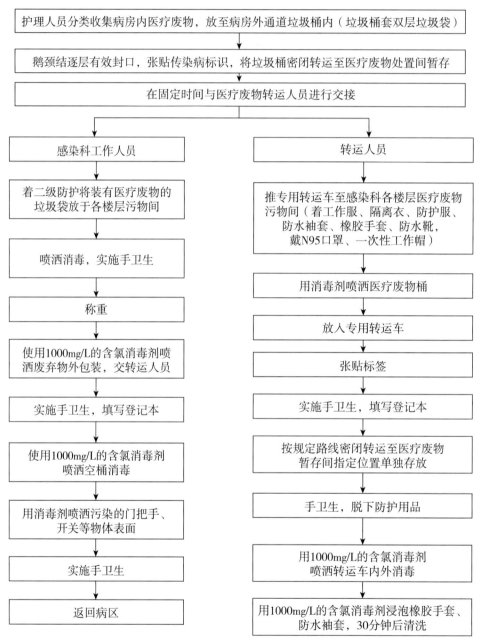

图 7-14 病房医疗废物收集流程

（八）工作服转运、处置

工作服转运、处置流程见图 7-15。

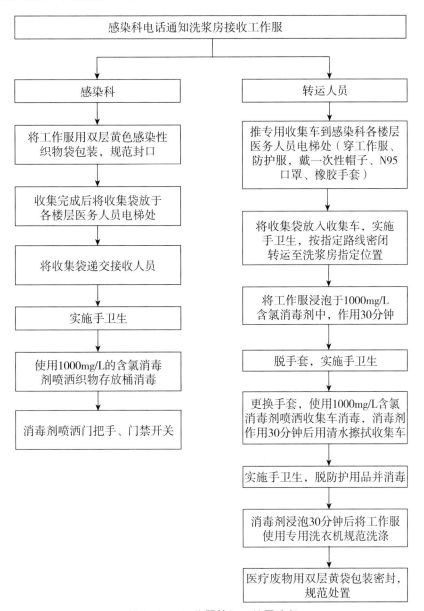

图 7-15　工作服转运、处置流程

（九）工作人员进出隔离病房

工作人员进出隔离病房流程见图7-16。

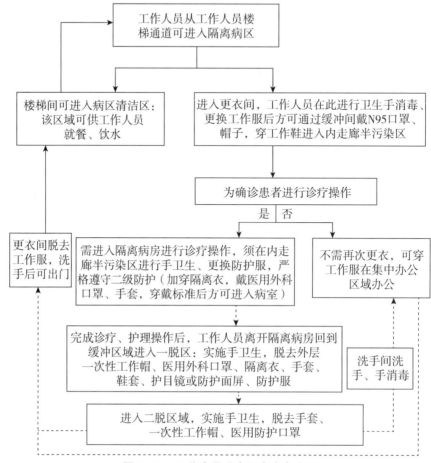

图7-16　工作人员进出隔离病房流程

注：实线为进入隔离病区流程，虚线为出病区流程。

四、物质设备管理

（一）防护物资需求评估

根据疫情及救治任务评估防护物资需求，结合现有防护物资种类、数量与质量，动态调整防护物资种类、数量等储备。

（二）防护物资应急管理要点

1. 合理配发

根据病房实际收治患者数量、工作人员数量、工作量、可能产生气溶胶的操作量等，结合病区防护物资调配等级，按需配发。

2. 专人管理，定点放置

双人管理防护物资，并分类放置、登记造册，班班交接，基于防护需求等级，确定分发办法，签字领取。

3. 不定期督查

护理部/设备物资部不定期抽查病区物资申领与临床使用情况，检查防护物资领取与使用情况，检查防护物资领取与使用是否匹配。做到保证需求，不浪费，不过度防护。

（三）设备管理

1. 根据患者数量配备常规设备

评估患者数量，配备相应的体温计、血压计，必要时配备心电监护仪。

2. 预备抢救设备

确保各种抢救设备及抢救物资齐备。

3. 设备清洁与消毒

严格按要求对设备进行清洁与消毒处置。

4. 病区公用移动通信设备

（1）病区对讲机规范使用要求。

1）所有对讲机设置为统一波段，不得随意更换波段。

2）对讲机信息收取由办公班负责，保障发布信息的及时接收。

3）对讲机开大音量后固定放置于办公室工位。

4）对讲机使用后各班及时充电，使其处于备用状态。

5）对讲机需要班班交接，并做好交接记录。

6）病区对讲机不得带出污染区。

7）对讲机通讯时，所有病区会同时接收信息，不随意占用公共资源。

（2）病区工作手机的规范使用要求。

1）病区工作手机固定位置地点放置。

2）工作手机登录微信为院区统一微信，不可更改微信登录人，退出后需要重新登录时需要联系信息部。

3）病区资料只能传至护士长微信。严禁自行私加微信传送资料。

4）手机充电：下夜当班办公护士负责常规充电。使用中，如电量低于20%，及时充电。

5）工作手机不得带出污染区。

第四节　普通病区防控管理

一、环境管理

（1）病区设立患者及陪护口罩回收专用垃圾桶，固定位置，标识醒目，并做好患者及陪护的宣教工作。

（2）设立单通道出入，封闭无人管控的通道。有条件的医院设置门禁管理，实施人脸识别的方法进入病区。

（3）病区设置至少一个应急缓冲病房和过渡病房，有条件的医院建议设置两个，使用面积应不少于 18 平方米。应急缓冲病房和过渡病房位于疑似患者专用通道病区一端，有通风条件，有独立卫生间，病房内物品配备满足工作需要，如配备专用体温计、血压计、黄色医疗垃圾桶、帽子、医用防护口罩、隔离衣、防护服、护目镜或面屏、鞋套、乳胶手套、各专科常用设备等。

二、人员管理

（一）出入人员的管理

（1）病区设立新发急性呼吸道传染疾病筛查专岗，建立病区出入人员登记本，专岗人员对来访人员进行"查、测、问、消、戴"并做好各项登记。专岗人员每日更新最新全国中高风险地区列表并传达给所有医务人员，并按照中、高风险列表筛查在院患者及陪护人员是否有中、高风险及境外人员接触史，追溯来自新增加的中、高风险地区的患者。疫情防控住院楼/大门探视、外来人员登记表见表 7-2。

（2）出入病区人员类型：本病区及相关病区的医护和工作人员、患者、患者家属或陪护、探视人员（在疫情控制期原则上取消探视）、其他业务往来的来访者。

（3）出入要求：

1）所有出入人员均需佩戴口罩、测量体温。

2）人员限流：除工作人员为必须出入人员，患者、陪护及家属为非必须出入人员，业务往来人员、探视人员和其他无关人员为不必要出入人员。

3）除符合收治入应急缓冲病房的患者，其余符合要求的进入人员均须持 7 日内核酸阴性报告。

表7－2　疫情防控住院楼/大门探视、外来人员登记表

姓名	身份证号	体温 （℃）	健康码	中、高风险 及境外人员 接触史	接触疑 似/确诊 人员	发热、咳 嗽等呼吸 道相关 症状	联系 方式	患者 床号	患者 姓名	到访人与 患者关系
			□绿 □黄 □红	□有 □无	□有 □无	□有 □无				
			□绿 □黄 □红	□有 □无	□有 □无	□有 □无				
			□绿 □黄 □红	□有 □无	□有 □无	□有 □无				
			□绿 □黄 □红	□有 □无	□有 □无	□有 □无				
			□绿 □黄 □红	□有 □无	□有 □无	□有 □无				
			□绿 □黄 □红	□有 □无	□有 □无	□有 □无				
			□绿 □黄 □红	□有 □无	□有 □无	□有 □无				
			□绿 □黄 □红	□有 □无	□有 □无	□有 □无				
			□绿 □黄 □红	□有 □无	□有 □无	□有 □无				
			□绿 □黄 □红	□有 □无	□有 □无	□有 □无				
			□绿 □黄 □红	□有 □无	□有 □无	□有 □无				
			□绿 □黄 □红	□有 □无	□有 □无	□有 □无				

（二）患者与陪护的管理

（1）原则上实行"一患一陪"，陪护进行流行病学调查后发放陪护证，严禁患有呼

吸道传染疾病的人员进行陪护。

（2）患者凭手腕带进入病区，陪护凭身份证和陪护证进入病区（必要时联合健康码）。

（3）患者在院期间不得随意在各病房走动或擅自离开病房。如因特殊情况需要离开，应向主管医生报备并佩戴个人防护用品。

（4）建立陪护体温登记本，每天3次测量患者及陪护体温，密切监测患者及陪护人员呼吸道症状及体征，有异常时及时报告并处置。有发热者（体温＞37.3℃）引导其去发热门诊就诊。疫情防控陪护管理登记表见表7-3。

表7-3　疫情防控陪护管理登记表

患者姓名：　　　　床号：　　　　　　　　　　　　　　　　　　年　月　日

日期	陪护① 姓名		体温 （℃）		中、高风险地区人员 接触史②	□有 □无	与患者 关系		签字 确认	
时间	身份 证号				接触疑似/确诊人员	□有 □无				
					发热、咳嗽等呼吸道 相关症状	□有 □无				
日期	陪护 姓名		体温 （℃）		中、高风险地区人员 接触史	□有 □无	与患者 关系		签字 确认	
时间	身份 证号				接触疑似/确诊人员	□有 □无				
					发热、咳嗽等呼吸道 相关症状	□有 □无				

日期	陪护信息		时间（早）		时间（中）		时间（晚）		备注
	陪护 编号		体温 （℃）		体温 （℃）		体温 （℃）		
	陪护 编号		体温 （℃）		体温 （℃）		体温 （℃）		
	陪护 编号		体温 （℃）		体温 （℃）		体温 （℃）		
	陪护 编号		体温 （℃）		体温 （℃）		体温 （℃）		
	陪护 编号		体温 （℃）		体温 （℃）		体温 （℃）		
	陪护 编号		体温 （℃）		体温 （℃）		体温 （℃）		

备注：①陪护原则上一患一陪，并相对固定，对陪护每日进行3次体温检测，在相应栏内填写体温度数；②外来人员流行病学史：询问"有无中、高风险地区人员接触史""是否接触疑似/确诊人员""有无发热、咳嗽等呼吸道相关症状"。

如发现可疑发热人员及时报告科主任，由科主任组织会诊或排查，如有异常情况由科主任上报医务部，医务部按发热或疑似患者处理流程协调安排进一步处理；若检测体温时陪护未在病区，返回病区请一定补测。

（5）住院期间患者及陪护均需按要求佩戴口罩，并做好手卫生等个人防护。病区采取多方式、多途径对陪护及患者进行新发急性呼吸道传染疾病防护知识的宣教，注重强化其手卫生知识。

（6）新发急性呼吸道传染疾病疫情期间，医院提倡"无陪模式"，不仅可以提高护理质量，减轻家属负担，也便于新发急性呼吸道传染疾病疫情期间人员流动管控。"无陪模式"（图7-17）不需要家属对患者进行生活护理，而是由专业护理员提供陪护服务，专业护理员在新发急性呼吸道传染疾病疫情期间则严格遵守防控管理制度及要求。

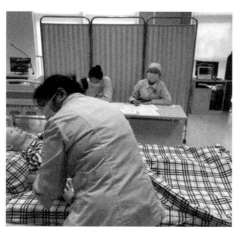
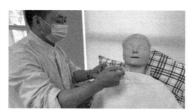
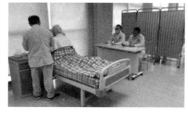

图 7-17　无陪模式

1）"无陪模式"采用新发急性呼吸道传染疾病防控管理体系，"项目经理—疫情防控专员—各区域现场管理员—科室组长—专业护理员"的管理流程加强了对专业护理员及管理人员的管理，并采用各级负责制，项目经理每天向疫情防控专员报告身体状况。

2）专业护理员进入病区前应完成核酸检测，在院工作期间不得离开医院。

3）没有离开过医院的护理员，每30天必须做核酸检测一次，陪护公司需做好检测报告的收集及留存。

4）专业护理员每天完成体温检测3次，并做好记录。

5）专业护理员严格遵守工作纪律，工作期间必须佩戴好口罩，做好防护，不得在非工作区域随意走动，以减少流动。

6）专业护理员离开医院重新返回岗位时，必须重做核酸检测，待明确核酸检测报告为阴性后方可上岗。

7）护理员和管理员去过中高风险地区或有身体不适、发热的，必须马上报告给护理部医院陪护服务管理专员。

（三）工作人员的管理

（1）动态掌握科室内全体工作人员外出去向、返回岗位时间、接触史及健康状况。对有发热、咽痛、咳嗽、腹泻等症状，或近期（尤其是14天内）到外地、由外地归来，或有外地、疑似或确诊人员接触史的工作人员按照排查流程排查、隔离。

（2）建立体温及健康报告制度。设立科室健康管理员，负责科内所有工作人员的体温及健康上报工作，如有体温异常或健康异常情况及时上报，工作人员体温筛查登记表如表7-4所示。本病区工作人员每次进入病区时在入口出示工作牌等身份证明并进行体温检测。工作人员按防疫要求进行定期核酸检测。

表 7-4　工作人员体温筛查登记表　　　　年　月　日

本院职工							备注	进修、规培、实习							备注
姓名	早		中		晚			姓名	早		中		晚		
	正常	异常	正常	异常	正常	异常			正常	异常	正常	异常	正常	异常	

本院职工							备注	保洁人员							备注
姓名	早		中		晚			姓名	早		中		晚		
	正常	异常	正常	异常	正常	异常			正常	异常	正常	异常	正常	异常	

使用说明：体温正常请在正常表格栏中以"√"表示；体温异常请在异常表格栏中填写具体的体温，并标注处置结果。

（3）护理人员正确实施手卫生及个人防护，正确选用符合防护级别的防护用品进行工作。

（4）疫情期间工作人员参加各类培训学习建议以线上方式进行。

（5）制定符合本科室实际情况的防控管理制度、首诊负责制、可疑病例处置流程、应急预案等。加强工作人员防控新发急性呼吸道传染疾病相关知识培训，定期开展应急演练。建立科室疫情防控小组，科主任、护士长任组长，科室感控员任秘书，各专业组长任成员，及时发现防控中存在的缺陷，及时整改，做好监督监管工作。

（6）对本病区卫生与消毒人员定期进行医疗废物处置及相关院感知识的培训与考核，监督落实效果（详见第六章第一节）。

三、流程管理

（一）应急缓冲/过渡病房的管理

（1）应急缓冲/过渡病房应有明显标识，并限制无关人员出入。

（2）对于急诊患者且不能排除新发急性呼吸道传染疾病时，可按照接诊疑似患者做好防护，先抢救治疗。

（3）新收入院患者，单人单间收治，固定陪护人员。患者的诊疗、护理工作和患者的生活活动必须在病房内完成，直到核酸检测结果阴性、排除新发急性呼吸道传染疾病后再转至普通病区继续治疗，以降低潜在院内交叉感染风险。

（4）应急缓冲/过渡病房内设置污染区、潜在污染区和清洁区，分区明确。配足必要的防护用品。

（5）护理人员进入污染区前，在清洁区穿防护用品；离开污染区时，实施手卫生，在缓冲间脱去防护用品后，并再次实施手卫生。

（6）医务人员要及时对患者及陪护人员进行健康教育：严禁探视，非必要不离开病房，自觉规范佩戴口罩，遵守咳嗽礼仪和正确实施手卫生。

（7）护理人员应加强个人防护和消毒隔离观念，在抢救或处置不同患者时医护人员应相对固定。如人员紧张无法固定人员，在处置不同患者之间应实施手卫生，更换防护用品，紧急情况下可更换外层隔离衣、外层口罩和手套，避免交叉感染。

（8）应急缓冲/过渡病房应符合隔离要求，在实施标准预防的基础上采取接触隔离、飞沫隔离和空气隔离等措施。进出隔离病房，应当严格执行《医院隔离技术规范》《医务人员穿脱防护用品的流程》，正确实施手卫生及穿脱防护用品，防止污染。

（9）个人防护标准应依据国家及省相关要求。

1）护理人员个人防护：按照相关防护标准严格执行穿脱防护用品流程，正确穿脱个人防护用品。

2）医用外科口罩、医用防护口罩、护目镜/面屏、隔离衣、防护服、手套、鞋套和胶靴等防护用品被患者血液、体液、分泌物等污染时应当及时更换。

3）正确使用防护用品，穿防护用品前、戴手套前、脱去手套或隔离衣后应立即实施手卫生。

4）下班前进行个人卫生处置。

5）严格执行新发呼吸道传染疾病职业暴露及锐器伤防范措施。

（二）病区新发呼吸道传染疾病（甲类或乙类按照甲类管理）应急预案

病区新发呼吸道传染疾病（甲类或乙类按照甲类管理）应急预案见图 7-18。

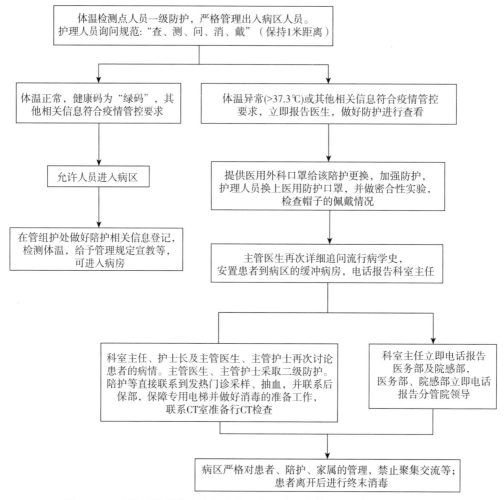

图 7-18　病区新发呼吸道传染疾病（甲类或乙类按照甲类管理）应急预案

（三）院内转运

（1）医护人员和转运人员需戴医用防护口罩、医用外科口罩、双层手套、医用帽、护目镜或面屏、穿防护服、一次性隔离衣、靴套。

（2）院内转运流程见图 7-19。

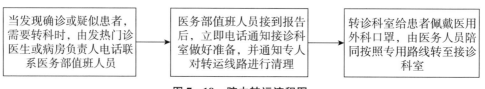

图 7-19　院内转运流程图

（3）转运完成后，对负压担架进行终末消毒（使用 1000mg/L 含氯消毒剂喷洒，作用 30 分钟，然后用清水擦拭），更换相关耗材，做好下一次使用的准备。

（4）若为不能佩戴医用外科口罩的危重患者，则就地抢救，疏散其他无关患者。

（5）医疗废物处置流程（详见第六章第二节）。

四、物资设备管理

（1）评估疫情与现有物资种类、数量与质量，预估防护物资需求。

（2）根据不同的诊疗场所与各病区收治特点配备所需一、二、三级防护物资。

（3）物资设备由专人管理，定位放置防护用品，按照岗位防护的要求合理按需配发。

（4）设备管理：

1）应急缓冲/过渡病房单间单床设置，配备专用的体温计、血压计等。

2）确保各种抢救设备及抢救物资齐备。

3）严格按要求对设备进行清洁与消毒处理。

第五节　急诊手术护理管理

规范确诊或疑似新发急性呼吸道传染疾病患者急诊手术护理管理流程，保护患者和工作人员安全，降低交叉感染的风险。

一、环境管理

（一）手术间准备

（1）手术安排在有独立患者通道的负压手术间完成。在更衣室进行常规手术更衣。负压手术间的缓冲通道用于穿脱防护用品，配备穿脱防护用品流程图、穿衣镜、更衣柜、速干手消毒剂、污衣袋、医疗废物收集桶、空气消毒设备等。

（2）将手术间电动门的自动模式改为手动模式。手术间门上贴醒目"新发急性呼吸道传染疾病"标识。

（二）消毒隔离

1. 手术区管理要求

手术间和缓冲间的门保持关闭状态，非手术人员严禁入内。手术间严格遵守只进不出原则。手术过程中任何人员不得离开手术间，如手术中临时有协调事项，通过对讲机与手术间外巡回护士沟通协调。巡回护士监督手术间内所有人员的感染防控技术，发现问题及时指出并纠正，防止发生手术人员的职业暴露。

2. 预防气溶胶传播措施

保证手术人员在手术中防护装备的安全性及操作的规范性，手术人员严格按规范流程穿戴脱卸防护装备。术中应减少外科烟雾气溶胶的扩散，减少负压吸引操作。应使用密闭式负压吸引系统。一次性负压吸引袋在术前根据其容积加入 1000mg/L 的含氯消毒剂。手术结束后密闭封存，按感染性废物处理。尽量减少实施腔镜手术。

（三）复用手术物品处理

1. 复用手术器械处理

应遵循先消毒、后清洗、再灭菌的原则。术后应将手术器械置于盛有 1000mg/L 的含氯消毒剂的密闭转运箱内，再放入双层防渗漏收集袋，采用鹅颈结式封口，包外标注"呼吸道传染疾病"标识，并注明开始浸泡的时间，浸泡消毒时间应为 30 分钟。电话通知消毒供应中心及时收取，进行后续处理。

2. 复用防护用品处理

护目镜等复用防护用品应直接放入盛有 1000mg/L 的含氯消毒剂的容器内浸泡消毒30 分钟。

3. 布类、纺织品处理

使用一次性布类、纺织品，收集时避免产生气溶胶，按医疗废物集中焚烧处理。

（四）医疗废物处置

（1）手术中所产生的废物（包括医疗废物和生活垃圾）均视为医疗废物，放入双层黄色医疗废物专用包装袋中，采用鹅颈结式封口，如医疗废物中包含大量血液、组织液等液体，可额外增加黄色医疗废物专用包装袋层数，防止医疗废物泄漏。同时，医疗废物专用包装袋外标签内容除常规信息外，应增加"新发急性呼吸道传染疾病"标识。

（2）锐器放在利器盒中，盒外标签内容除常规信息外还应增加"新发急性呼吸道传染疾病"标识。利器盒一术一用，术毕将利器盒封闭，出手术间时外面再增加一层黄色医疗废物专用包装袋，采用鹅颈结式封口，分层封扎，包装袋外标注"新发急性呼吸道传染疾病"标识。

（3）盛装医疗废物的专用包装袋的外表面被感染性废物污染时，应增加一层黄色医疗废物专用包装袋。

（4）设置新发急性呼吸道传染疾病医疗废物单独存放区域封闭暂存，并尽快交由总务科进行处置，优先转运，严格交接并记录。

（5）暂存处地面用 1000mg/L 的含氯消毒剂进行消毒。

（6）手术标本采用双层标本袋盛装，送检时在外层再加一个大一号的标本袋，并确保最外层不被污染，注明"新发急性呼吸道传染疾病"标识。放入密闭转运箱中及时由专人送至病理科，禁止通过传输系统传送。

（7）含病原体的组织和相关保存液等高危医疗废物，在产生地点进行压力蒸汽灭菌，然后按照感染性废物收集处理。

（8）一次性使用的物品应放入双层黄色医疗废物专用包装袋，采用鹅颈结式封口，分层封扎，包装袋外标注"新发急性呼吸道传染疾病"标识。

（五）手术间终末消毒

（1）由该台手术的巡回和洗手护士共同完成，包括术毕清洁消毒手术间内可见污物，整理医疗废物，空气消毒，消毒后再对手术间的环境物表进行清洁与消毒等。

（2）转运床垫拆卸后，放置于手术间内进行过氧化氢/过氧乙酸喷雾消毒或过氧化氢机器人消毒机喷雾消毒处理，转运车表面按照手术间物表消毒方法处理。

（3）物表消毒：地面使用1000mg/L的含氯消毒剂擦拭，作用30分钟后用清水拖地；器械车、仪器设备、操作台等表面，使用1000mg/L含氯消毒剂擦拭，作用30分钟后再用清水擦拭。

（4）通知层流工程技术人员按相关规范对负压手术间排风高效过滤器和回风口过滤器进行更换，擦拭与消毒排风口、回风口与送风口。

（5）负压手术间消毒处理完毕后，进行物表和空气采样，检测结果合格后方可用于非新发急性呼吸道传染疾病患者的手术。

二、人员管理

（一）手术患者

非全麻患者手术中在病情许可的情况下全程佩戴医用外科口罩，全麻患者按照麻醉相关规范防护。

（二）工作人员

（1）着装要求：进入手术间的人员应严格执行三级防护，发生喷溅污染防护装备、手套等破损时应及时更换。每次接触患者后应立即进行手消毒。

（2）参与手术人员进入更衣区，手消毒、换鞋、七步洗手法洗手、更换洗手服、戴一次性工作帽、戴医用防护口罩、护目镜进入缓冲区，执行外科洗手后穿防护服、防水靴套、戴面屏（或正压型呼吸头套）。

（3）手术人员离开手术间前，应当先消毒双手，在手术间内依次脱去外层一次性手术衣及外层手套、面屏、一次性工作帽、外层鞋套，手消毒后出手术间。到缓冲区手消毒、脱防护服连同内层手套、防水靴套，手消毒后摘护目镜，在手术室内过道摘医用防护口罩换医用外科口罩，洗手、沐浴、更衣。

三、流程管理

（一）患者转运

（1）接送疑似或确诊新发性呼吸道传染疾病手术患者的转运车应专车专用，转运车上应铺一次性防渗透铺单，并标注"新发急性呼吸道传染疾病"标识，手术结束后做好转运车的终末消毒。

（2）转运患者防护：转运过程中，在患者病情许可的情况下给予佩戴医用外科口罩。用一次性防渗透铺单覆盖患者。

（3）转运路线：从消毒后的污物电梯及通道出入手术间，避免中途停留，同时，设置专人提前疏通管控转运通道，减少无关人员暴露。

（4）转运人员防护要求：佩戴医用防护口罩，穿防护服，戴护目镜或面屏、手套，穿靴套等。

（5）术毕患者在原手术间内进行麻醉复苏。使用术前所用的转运车转运患者。根据患者病情，参与手术的麻醉医生、手术医生、手术间外的巡回护士参与转运。

（6）参与转运的手术间内手术人员先消毒双手，在手术间内依次脱去外层一次性手术衣及外层手套、面屏、一次性工作帽、外层鞋套，手消毒后方可出手术间。到缓冲区手消毒、再次实施二级防护后，护送患者按照规定路线到指定的隔离病房。

（二）护理操作防控措施

（1）密切配合，稳、准地传递器械，避免血液、体液喷溅造成污染。

（2）静脉注射和术中抽药、给药等应遵循安全注射的原则，避免发生针刺伤。

（3）手术过程中传递锐器时应采用无接触式传递方法，术毕锐器及时放在利器盒内，避免发生锐器伤。

（4）手术中手套发生破损应及时更换。

（5）洗手护士负责监督手术台上人员的防护措施是否到位，包括手套有无破损、手术衣是否污染、面屏是否移位等。

（6）护目镜采取防雾措施，以保证术中操作的精准性。

（7）巡回护士如需接触可见污染物（血液、体液、排泄物、分泌物等）时，需加戴一层医用手套，用后丢弃，并进行手消毒，静脉穿刺时加戴一次性无菌手套，用后丢弃，再次进行手消毒。

（8）参与手术人员不慎被患者血液、体液、分泌物、排泄物污染了手套，应立即脱掉外层手套，快速手消毒后更换手套。

（9）手术中环境和物表一旦被污染需及时处理。少量污染物可用一次性吸水材料（如擦拭布巾等）将其清除，再用 1000mg/L 的含氯消毒剂（或使用能达到高水平消毒的消毒湿巾）进行擦拭；大量污染物使用一次性吸水材料完全覆盖后用 1000mg/L 的含氯消毒剂倒在吸水材料上，作用 30 分钟以上，再清除干净。

四、物资设备管理

（1）精简手术间内用物，移走与手术不相关的仪器设备和物品，对不易清洁的物体表面，如键盘、设备脚踏等，实施屏障保护，推荐使用塑料薄膜等覆盖物，并"一用一更换"，手术床铺单使用一次性防渗漏铺单。

（2）在更衣室配备洗手衣、一次性工作帽、医用防护口罩、防护拖鞋、护目镜、速干手消毒剂。在缓冲间配备一次性手术衣、一次性医用防护服、防护面屏（或正压型呼吸头套）、防水靴套、外科无菌手套、医用外科口罩、速干手消毒液、免洗手消毒液等。

（3）手术中使用的电动负压吸引器，至少配备两套。手术间内配备医疗废物专用包装袋、利器盒、标本袋、含氯消毒剂、器械密闭浸泡容器、各类清洁工具、封扎带、标记贴、标记笔等。根据手术需要备齐手术用物，避免手术中开门取物。手术尽量使用一次性物品，特别是应使用一次性手术铺单及手术衣等。复用的设备、配件等物品尽量使用一次性保护套加以保护。巡回护士、洗手护士按照三级防护标准进行医疗废物和复用手术物品的处理，并进行手术间终末消毒。

五、注意事项

（1）严格按七步洗手法进行流动水洗手和手消毒。速干手消毒液宜含酒精或过氧化氢，不宜使用氯己定类手消毒液。外科手消毒应采用免洗手消毒液。

（2）参与手术人员正确穿戴和脱摘防护用品，脱摘流程按照"最先穿的最后脱"的原则进行。术后禁止在未脱摘防护用品的情况下离开手术间和缓冲区。

（3）手术上台人员戴外科无菌手套时应依据型号由小到大的原则，以保证手术人员的舒适性和操作的灵敏性。

（4）术中手术间内所有物品应为单向流入，即只准进入，不可逆向流出。

（5）手术护理文书建议使用电子文书，如使用纸质文书，可采用复印或传真的形式开展护理工作，尽量避免纸质版护理文书带入、带出手术室。

（6）术后手术间按要求进行终末消毒处理，手术室内严禁用酒精喷洒消毒，避免引发火灾。

（7）所有参与手术的人员必须经过新发急性呼吸道传染疾病感染防控相关知识的培训，尤其是手术人员应经过穿戴脱摘防护服的培训，考试合格方可上岗。

（8）制定疑似或确诊新发急性呼吸道传染疾病患者手术感染防控相关应急预案并组织演练，如防护用品脱落、破损应急预案等，保证手术中各重要环节的安全实施。

（9）参与新发急性呼吸道传染疾病确诊患者手术的护理人员按照要求进行隔离医学观察，每日检测体温，观察呼吸道、消化道等症状，做好记录，观察期间出现异常，及时进行排查。

第六节　血液透析室护理管理

一、环境管理

（1）每班次治疗后，开窗通风 30 分钟。有条件时使用新风系统装置，加强清洁消毒，以及换气频率。

（2）发现疑似或确诊病例后，应立即关闭空调通风系统，采取清洗、消毒措施，经检测合格后方可重新运行。

（3）每日治疗结束后用含氯消毒剂喷雾或紫外线照射等进行消毒，每次 1 小时以上，做好监测及消毒记录。环境物体表面和地面的消毒按照《医疗机构消毒技术规范》进行。机器、床、餐桌等物体表面和地面采用 500mg/L 的含氯消毒剂彻底擦拭消毒，并做好记录。

（4）机器、床、餐桌等物体表面及地面如遇血液、排泄物、分泌物、呕吐物等污染，应先用吸湿材料如纸巾去除可见的污染，再用 1000mg/L 的含氯消毒剂消毒，终末消毒应做好记录。

（5）严格按照《医疗废物管理条例》《医疗卫生机构医疗废物管理办法》中的有关规定处置和管理医疗废物。

（6）建议承担新发急性呼吸道传染疾病患者收治工作的定点医院的血液透析室减少透析密度，防范群体感染事件的发生。

二、人员管理

（一）接诊护理人员

1. 护理人员防护

护理人员戴口罩和防护面罩、穿防护服。

2. 护理人员职责

询问并登记透析患者是否有疑似或确诊新发急性呼吸道传染疾病患者的接触史、疫区（尤其是有无小区楼栋被隔离等情况，日常陪护人员有无其他相关流行病史）到访史，以及是否处于医学观察期。询问患者透析期间有无发热、咳嗽、胸闷、腹泻等症状，有无相关流行病学史。测量患者体温时建议用额温枪，以减少患者在等待室的聚集时间；对电子体温有疑问的需要用水银体温计再次确认。对体温≥37.3℃者，先由血液透析室的医生对患者进行筛查，疑似新发急性呼吸道传染疾病的患者护送至发热门诊进行筛查。时体温正常的患者，协助患者更衣和在透析室内移动，指导其规范佩戴口罩。指导候诊区透析患者及家属减少交谈，保持安全距离，做好防护。

（二）患者分类管理及陪护管理

1. 疑似或确诊新发急性呼吸道传染疾病患者的管理

此类患者应转移并集中在定点医院，依据病情需要和医疗条件进行连续性肾脏替代治疗（CRRT）或血液透析治疗。对于转诊等候期的上述患者应在医院指定观察病区治疗，必要时在指定观察病区进行 CRRT 并做好相应防护措施。

2. 处于医学观察期患者的管理

结合患者情况，为患者安排单班透析（包括但不限于常规开展两班透析的单位，为此类患者开第三班；常规开展三班的单位，为此类患者开第四班或周日班）；或者主动联系、转诊至卫生行政部门指定的血液透析室（中心）。

3. 新患者导入管理

疫情防控期内仅接收本院住院的新导入透析患者，不接收其他医疗机构门诊长期维持性透析的患者。疫情期内无绝对禁忌证时，建议患者优先选择腹膜透析。非确诊和疑似新发急性呼吸道传染疾病患者及非医学观察期选择血液透析的患者，应收入病房后再进行血液透析。确诊和临床诊断为新发急性呼吸道传染疾病的患者，在定点医疗机构进行血液透析导入。疑似新发急性呼吸道传染疾病的患者，应迅速完成新发急性呼吸道传染疾病核酸检测和肺部 CT 检查，排除新发急性呼吸道传染疾病后，收入病房后再进行血液透析导入。处于医学观察期的患者，无紧急透析指征，可延缓至医学观察期结束后再进行透析导入。存在紧急透析指征的患者，可先在急诊室进行 CRRT，将新发急性呼吸道传染疾病排查后按照上述方案执行。

4. 陪护人员管理

疫情防控期内患者陪护人员应相对固定，并接受体温监测，主动报告相关流行病学史，禁止进入血液透析室（中心），由护理人员协助患者更衣和在透析室内移动等相关事宜。

5. 一般注意事项

需要透析的患者及家属在新发急性呼吸道传染疾病流行期间应尽量避免乘坐公共交通工具。在院期间（含透析室）全程佩戴符合要求的口罩。更衣前后洗手。透析期间尽量不进食。透析前后测量体温，并记录在透析治疗单上。

三、物资设备管理

（1）应尽量选择一次性使用的诊疗用品、医疗器具和护理用品。对所需一次性物资种类、数量，统计现有储存量，估计每日消耗量。

（2）所有诊疗用品实行专人专用。

第七节　放射检查护理管理

一、环境管理

（一）放射科诊疗环境管理

对普通患者、发热门诊患者、病房疑似或确诊患者应设立独立的医学影像检查区域、专用放射检查设备和检查通道。按照院内感染控制要求明确划分污染区、半污染区和清洁区，均执行严格消毒。

若无条件单独划分专用检查机房（如 CT 检查机房），需要在疑似或确诊患者扫描结束后进行严格的设备和空气消毒，再进行下一位常规患者的检查。或根据情况对发热门诊及病房疑似或确诊患者进行分批次、分时段集中检查，并严格执行消毒。

（二）放射科设备清洁与消毒管理

1. 日常清洁

金属表面和油漆表面可以用柔和去污剂擦拭，再用干的毛巾擦干。镀铬部件用干的毛巾擦拭，禁止使用磨蚀性的抛光剂。塑料材质表面只能用肥皂和水清洁。

任何标准的玻璃清洁剂都可用于清洁触摸屏，注意避免使用含氨的产品。建议把玻璃清洁剂喷洒在布或毛巾上，然后擦拭触摸屏；务必及时除去液滴，防止流淌至设备缝隙。

2. 设备消毒

按照《医疗机构环境表面清洁与消毒管理规范》，普通机房每天进行早晚两次清洁与消毒，且采用中度水平消毒。疑似或确诊新发急性呼吸道传染疾病患者使用过的设备，如数字X线摄影（DR）、CT、磁共振（MRI）设备等，每位患者做完检查后使用75％乙醇擦拭消毒，如有污物或肉眼可见的污渍，先使用一次性吸水材料完全清除污渍后，再行消毒。切勿使用腐蚀性消毒剂或灭菌剂。

（1）DR设备消毒：移动DR设备表面消毒可采用75％乙醇消毒液擦拭，做到每患一消。移动DR设备建议覆盖透明保护膜，做到一消一换。影像接收器及线缆使用一次性保护套，一患一消一换。移动DR设备建议再配合紫外线辐照消毒。普通DR机房整体消毒前，关闭X线系统。清洁消毒时注意各种开关和按钮，防止因误触而引起设备误操作。

（2）CT设备消毒：谨慎使用消毒喷雾装置，这些喷雾可能会渗入设备，导致电气短路、金属腐蚀或其他损坏。建议使用75％乙醇擦拭消毒。

（3）MRI设备消毒：推荐使用软布蘸取75％乙醇，擦拭设备表面，自然晾干或是软布蘸取清洁的水将设备表面残留的消毒剂清洁干净后自然晾干。

3. 空气及环境物体表面清洁消毒

空气及环境物体表面清洁消毒及终末消毒可以参考《关于印发应对秋冬季新冠肺炎疫情医疗救治工作方案的通知》（联防联控机制医疗发〔2020〕276号）中的"清洁与消毒指引"执行。应加强检查室通风换气及空气消毒，通风不良的检查室宜使用人机共处的空气消毒器，不具备条件时应使用紫外线辐照消毒（室内无人状态下）。

环境物体表面应使用1000mg/L的含氯消毒剂擦拭消毒，不耐腐蚀的设备表面可使用75％乙醇擦拭消毒，遇污染随时消毒；仪器设备直接接触患者的部分应一患一消毒或使用一次性屏障保护覆盖物；疑似或确诊新发急性呼吸道传染疾病患者检查后检查室实施终末消毒。

（三）医用织物与医疗废物管理

复用医用织物的清洁消毒参照《关于印发应对秋冬季新冠肺炎疫情医疗救治工作方案的通知》（联防联控机制医疗发〔2020〕276号）中的"清洁与消毒指引"执行。患者所有的废弃物应当视为感染性废物，严格依照《医疗废物管理条例》和《医疗卫生机构医疗废物管理办法》要求管理。

疑似或确诊新发急性呼吸道传染疾病患者检查时宜使用一次性诊查床单。不能排除新发急性呼吸道传染病的患者产生的所有垃圾按照《关于做好新型冠状病毒感染的肺炎疫情期间医疗机构医疗废物管理工作的通知》（国卫办医函〔2020〕81号）中的相关要求处理。

二、人员管理

(一) 工作人员管理

放射科工作人员应具备在正常、异常或紧急情况下，都能准确无误地履行其职责的健康条件。上岗前确保身体状况良好，无流行病学史，工作期间每日进行 3 次体温检测，如出现发热、咳嗽等可疑症状，应立即报告用人单位，并及时就医，避免过度劳累，杜绝带病上岗，按要求接受定期核酸检测和疫苗接种。放射科工作人员个人健康要求及在岗期间职业健康检查周期按《放射工作人员健康要求及监护规范》(GBZ 98—2020) 执行。

(二) 职业防护管理

护理人员日常工作时均应规范穿戴工作服，佩戴医用外科口罩，并严格落实标准预防措施。

1. 普通检查区域

护理人员日常工作时均应规范穿戴工作服，佩戴医用外科口罩，并严格落实标准预防措施，强化飞沫传播、接触传播及空气传播的感染防控意识，根据所在区域及岗位正确选择和佩戴防护用品，做好手卫生。床旁检查操作人员应遵循区域岗位防护规定。

2. 疑似或确诊新发急性呼吸道传染疾病患者检查区域

疑似或确诊新发急性呼吸道传染疾病患者检查区域护理人员防护要求应按照《医疗机构内新型冠状病毒感染预防与控制技术指南(第一版)》(国卫办医函〔2020〕65号)、《关于印发应对秋冬季新冠肺炎疫情医疗救治工作方案的通知》(联防联控机制医疗发〔2020〕276号) 中医务人员个人防护的相关内容执行。医务人员应严格遵守区域岗位防护规定，禁止穿戴防护服、隔离衣、护目镜、防护面屏、手套、鞋套等防护用品离开相应诊疗区域(转运可疑/疑似/确诊病例除外)。

(三) 患者管理

1. 发热门诊患者

由发热门诊运输专员陪同患者，经专用检查通道至专用检查室进行检查。

2. 普通患者

分诊台再次检测体温，体温正常者持检查单至相应检查室检查；体温超过 37.3℃者，由专员指引患者至发热门诊就诊。

3. 住院患者

非发热患者至相应检查室检查。发热患者或高度疑似患者，由运输专员做好防护准备，经专用检查通道至专用检查室进行检查。

三、物资设备管理

（1）应尽量选择一次性使用的诊疗用品、医疗器具和护理用品。对所需一次性物资种类、数量，统计现有储存量，估计每日消耗量。

（2）所有诊疗用品实行专人专用。

第八节　远程探视

新发急性呼吸道传染疾病疫情期间大多数的患者和家属都非常配合防疫工作，但对于一些特殊的患者来说，长时间不能探视无论是对患者还是家属，都容易引发焦虑、紧张的情绪。

为了既能符合院感工作要求，又能保持亲情传递，可以利用网络搭建"亲情桥"推出远程探视服务。家属仅需通过互联网医院小程序，即可完成远程探视的预约、申请和探视，通过高清摄像设备让患者和家人"如约相见"（图7-20）。

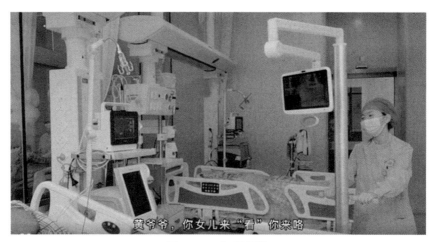

图7-20　远程探视

通过远程探视，家属不用到医院就能和患者进行无障碍交流，同时还可以用这个平台和医生沟通。远程探视服务的推出，既能满足患者和家属的情感需求，又能助力筑牢疫情防控的防线，成为医院极具人文温度的创新之举。

第八章　核酸采样点护理管理

核酸检测是新型冠状病毒（以下简称新冠病毒）感染防控的重要手段。应指导各地做好新冠病毒核酸检测各项准备工作，确保在规定时间内保质保量完成划定区域范围内全员核酸检测任务，实现"早发现、早隔离、早诊断、早治疗"。

第一节　核酸采样点环境管理

一、区域设置

医疗机构设置核酸采样点应当遵循安全、科学、便民的原则。根据原有场地条件，划分为等候区、采样区、清洁区、脱卸区和医疗废物暂存区。

根据不同的被采集人员设置核酸采样点，急诊患者在急诊科完成核酸采样；经筛查无流行病学史但需要进行相关侵入性操作的患者、入院患者、陪护人员、低风险区自愿检测人员，可在门诊核酸采样点进行采样；来自中高风险区域人员、和感染病例有接触人员、有暴露风险人员在院区外围单独设置核酸采样点；发热患者、高度疑似患者在发热门诊进行核酸采样。对被采集人员进行分区，多点位设置采样点，有利于降低核酸采样期间的传染风险。

（一）等候区

等候区设置人行隔离通道，同时设置 1 米线保证等候人员的防护安全。根据天气条件配备降温、遮阳、遮雨等设施。老年人、儿童、孕妇和其他行动不便者应优先采样，有条件的可为其设立绿色通道。

（二）采样区

采样区根据气候条件，配备帐篷、冷/暖风扇、适量桌椅，保证医护人员在相对舒适环境下工作。配备采样用消毒用品、拭子、病毒采集管，并应为被采集人员准备纸巾、呕吐袋和口罩备用。标本如无法及时运送至实验室，需准备 4℃冰箱或低温保存箱暂存。

（三）清洁区

清洁区空间应当相对密闭，可供工作人员更换个人防护装备，放置与采样点规模相匹配的防护用品、消毒用品、拭子、采集管以及户外消杀设备。

（四）脱卸区

接近医疗废物暂存区，用于工作人员工作后脱卸防护用品。

（五）医疗废物暂存区

在医疗废物暂存区，医疗废物放置于双层黄色垃圾袋，暂存于黄色医疗废物带盖垃圾桶。该医疗废物暂存区应与采样区有一定距离，并接近医疗废物转运通道。

二、区域管理

进出本区域的各类人员、不同物品，应按规定标识走专门的通道。出入口及区域内设置专人，做好引导与解释工作。检测人群单向流动，落实"1 米线"间隔要求，严控人员密度。

三、物品配置

（1）基本设施：帐篷、桌、椅或凳等保障采样工作顺利开展的必要物资，以及隔离防护用品柜、专用的洗手设备、专用的消毒设备及消毒药剂、带盖污物桶等。

（2）采样物资：专用的采样拭子、合格的采集管、足量的试管架、运输车辆和运输箱（B 类包装）以及采样人员防护物资。

（3）信息采集系统：各地应当建立专用信息采集系统，提高采样效率，加强核酸采样信息化管理，避免出现人工填报的情形。核酸采样送检登记表见表 8-1。

表 8-1　核酸采样送检登记表

序号	日期	时间	样本	采集人	送检人	备注
1						
2						
3						
4						
5						
...						

四、污物及消毒处理

详见本书第六章第二节相关内容。

第二节　核酸采样点人员管理

一、采样人员管理

核酸采样点的护理人员需接受新冠病毒感染防控培训，考核合格后上岗。护理人员开展各项工作时，需做好个人防护。接触人员、环境或物品前后必须进行手消毒。穿着防护服时不得离开核酸采样点区域，避免走动。护理人员在核酸采样点工作期间定期检测核酸；返回科室工作岗位前进行核酸检测，结果阴性才可上岗。每个采样点应当按照工作量情况合理配备护理人员。

（一）护理人员配置

每个采样点应当配备1~2名护理人员。合理安排护理人员轮替，原则上每2~4小时轮岗休息1次。工作人员调配及排班详见本书第一部分相关内容。

护理人员防护装备要求：N95及以上防护口罩、护目镜/面屏、防护服、乳胶手套、防水靴套。手套被污染时，及时更换外层乳胶手套。每采1个人应当进行严格手消毒或更换手套。

（二）岗位职责

1. 点长岗

根据国家、省、市卫健委等关于新冠病毒感染防控相关文件要求，及时组织工作人员集中学习并落实。根据护理人员数量合理调配人员，合理排班，保证核酸采样工作顺利进行。负责核酸采样点日常工作，与各部门进行沟通协调，解决应急突发事件。督查各岗位人员是否按岗位职责开展工作，针对问题及时改正。负责核酸采样点物资盘点、申领及登记，保证物资充足。负责仪器设备维修及维护等工作。

2. 引导岗

预检分诊，指导被采集人员正确佩戴口罩、提供健康码、扫场所码并测量体温，询问流行病学史，加强现场秩序维护。采样区域中每个采样单元每次进入人员不超过10人。

指导被采集人员按照采样流程逐步进行核酸采样。引导"黄码"人员至黄码核酸检测专用通道。告知被采集人员核酸检测报告领取的时间及方式并提供相关问题咨询。

3. 打码岗

打印核酸采样标本条码，核对姓名、性别、年龄、检查项目是否与条码一致，将条码正确贴于采样管上，接触人员或物品前后进行手消毒。

4. 扫码岗

严格执行查对制度，确保人员信息无误，扫描采样管上的核酸采样条码。接触人员、环境或物品前后进行手消毒，对已采集的核酸标本登记计数，与标本送检者双签名交接数量。

5. 核酸标本采样岗

科学规范穿戴防护服，做好个人防护，严格执行查对制度，按照规范操作流程完成核酸样本采集，核酸采样结束后进行手消毒。

6. 院感专员岗

院感专员负责监督采样点工作人员防护用品是否穿戴规范，接触人员、环境或物品前后是否进行手消毒。监督清洁工人定时用物体表面消毒湿巾擦拭，并对核酸采样点进行消杀（每 2 小时 1 次，84 消毒液氯浓度为 1000mg/L）。监督清洁工人正确处置核酸采样点医疗废物，按照高度感染性医疗废物处理，使用双层黄色垃圾袋，医疗废物装满 2/3 时进行鹅颈结式包扎，放置于医疗废物暂存点。与医疗废物转运人员进行新冠医疗废物交接并登记，对新冠医疗废物进行喷洒消毒。新冠医疗废物定时、定点、定专人、定专线进行交接及转运。随时巡视核酸采样点环境，查找院感防控漏洞，及时进行整改。每周进行一次核酸采样点环境采样监测。

二、卫生与消毒人员管理

接受新冠防控培训，考核合格后上岗。做好个人防护，接触人员、环境或物品后进行手消毒。正确处置新冠高度感染医疗废物，按照新冠高度感染性医疗废物处理，使用双层黄色垃圾袋，医疗废物装满 2/3 时进行鹅颈结式包扎，放置于医疗废物放置点。新冠医疗废物定时、定点、定专人、定专线进行交接及转运。采集后核酸标本在 2 小时内转运至实验室后，清洁工人负责对核酸采样点环境及物品进行清洁和消杀。

三、被采集人员管理

按照通道指示及医务人员指引进入核酸采样区域，被采集人员应佩戴口罩，在等待采样时远离采样区。被采集人员逐一进入采样区，全程被采集人员不与工作人员之外的任何人有近距离接触。被采集人员在等待采样时人与人之间间隔 1 米，避免近距离接触，被采集人员咳嗽或打喷嚏时应遮住口鼻。核酸标本采集结束后，按照通道指示离开医院，不得随意走动。

第三节　核酸采样标准

落实国务院应对新型冠状肺炎疫情联防联控机制《关于做好新冠肺炎疫情常态化防控工作的指导意见》（国发明电〔2020〕14 号）要求，进一步规范新型冠状病毒（以下简称新冠病毒）核酸检测的技术人员、标本单采、标本混采、标本管理、实验室检测、结果报告等工作，保证检测质量，提高检测效率，满足新冠病毒核酸检测需求。

一、采样人员要求

从事新冠病毒核酸检测标本采集的技术人员应当经过生物安全培训（培训合格），熟悉标本种类和采集方法，熟练掌握标本采集操作流程及注意事项。同时做好标本信息的记录，确保标本质量符合要求、标本及相关信息可追溯。采样人员防护装备要求按照《关于印发医疗机构新型冠状病毒核酸检测工作手册（试行第二版）的通知》（联防联控机制医疗〔2020〕313号）执行。

二、采集管要求

人群筛查应选择具有病毒灭活功能如含胍盐（异硫氰酸胍或盐酸胍等）或表面活性剂的采样管。首选含胍盐的采样管。发热门诊或急诊的快速检测，则根据所用核酸检测试剂要求确定采样管。保存液应当带有易于观察、辨识的颜色（如粉红色），并保持一定的流动性，方便取样。

三、采集拭子要求

宜选用聚酯、尼龙等非棉质、非藻酸钙材质的拭子，且柄部为非木质材料。折断点位于距拭子头顶端3厘米左右，此处易于折断。

四、标本采样流程

各医疗机构应当建立新冠病毒核酸检测采样制度及操作流程。根据采样对象类别确定具体采样流程，包括预约、缴费、信息核对、采样、送检、报告发放等。应当利用条码扫描等信息化手段采集被采集人员信息。标本采集前，采样人员应当对被采集人员身份信息进行核对，并在公共区域以信息公告形式告知核酸检测报告发放时限和发放方式。每个标本应当至少记录以下信息：被采集人员（患者）姓名、身份证号、居住地址、联系方式，采样单位名称、标本编号，标本采集的日期、时间，采集部位、类型、数量等。

五、标本采集方法

应当采集呼吸道标本，包括上呼吸道标本（首选鼻咽拭子等）或下呼吸道标本（呼吸道吸取物、支气管灌洗液、肺泡灌洗液、深咳痰液等）。对集中隔离人员，要通过鼻咽拭子采集上呼吸道标本；对其他人员，首选鼻咽拭子。

（一）鼻咽拭子

采样人员一手轻扶被采集人员的头部，一手执拭子贴鼻孔进入，沿下鼻道的底部向后缓缓深入，由于鼻道呈弧形，不可用力过猛，以免发生外伤出血。待拭子顶端到达鼻咽腔后壁时，轻轻旋转一周（如遇反射性咳嗽，应停留片刻），然后缓缓取出拭子，将拭子头浸入含2~3ml病毒保存液的管中。

（二）口咽拭子

被采集人员先用生理盐水漱口，采样人员将拭子放入无菌生理盐水中湿润（禁止将拭子放入病毒保存液中，避免抗生素引起过敏），被采集人员头部微仰，嘴张大，并发"啊"音，露出两侧咽扁桃体，将拭子越过舌根，在被采集人员两侧咽扁桃体上稍微用力来回擦拭至少 3 次，然后再在咽后壁上下擦拭至少 3 次，将拭子头浸入含 2~3ml 病毒保存液的管中，尾部弃去，旋紧管盖。

（三）深咳痰液

要求被采集人员深咳后，将咳出的痰液收集于含 3ml 采样液的 50ml 螺口塑料管中。如果痰液未收集于采样液中，可在检测前加入 2~3ml 采样液，或加入与痰液等体积的含 1g/L 蛋白酶 K 的磷酸盐缓冲液将痰液化。

六、标本管理

（一）标本包装

所有标本应当放在大小适合的带螺旋盖、内有垫圈、耐冷冻的标本采集管里，拧紧。容器外注明标本编号、种类、姓名及采样日期。将密闭后的标本放入大小合适的塑料袋内密封，每袋装一份标本。

（二）标本送检

标本采集后室温放置不超过 4 小时，应在 4 小时内送到实验室。如果需要长途运输标本，应采用干冰等制冷方式进行保存，严格按照相关规定包装运输。样本转运箱封闭前，须使用 75％乙醇或 1000mg/L 含氯消毒剂消毒容器表面。

（三）标本接收

标本接收人员的个人防护按采样人员防护装备执行。标本运送人员和接收人员对标本进行双签收。

（四）标本保存

样本原则上应当低温保存（2℃~8℃），如不具备低温保存条件的，在采样点放置时间不超过 4 人。样本采集后应当在 4 人内按批转运，6 人内上机检测。如果需要长途运输样本，应当采用干冰等制冷方式进行保存。非灭活样本按照 WHO《感染性物质运输规章指导》中 UN2814 的 A 类感染性物质以 PI602 进行规范包装，灭活样本按照 UN3373 的 B 类感染性物质以 PI650 进行规范包装。

第九章　新发急性呼吸道传染疾病防控护理质量督导保障

第一节　新发急性呼吸道传染疾病防控护理质量督导体系的建立

通过建立新发急性呼吸道传染疾病防控三级督导（护理部质控组—科护士长—病区护士长），及时发现病区管理漏洞，完善管控措施，确保实现"院内零感染"目标。质控管理小组构架见图9-1。

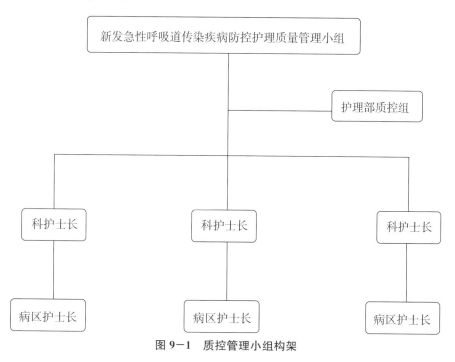

图 9-1　质控管理小组构架

第二节　新发急性呼吸道传染疾病防控护理管理质量评价标准

一、重点科室、关键环节防控护理管理质量评价标准

（1）普通门诊新发急性呼吸道传染疾病防控护理管理质量评价标准见表 9−1。

表 9−1　普通门诊新发急性呼吸道传染疾病防控护理管理质量评价标准

内容	具体项目	合格	不合格	问题
环境	各区有醒目的分区及导引标识			
	各区域张贴防护指导图示			
	各缓冲区域防护物资品种、规格和数量满足使用要求			
	区域内无明显污迹、水迹			
人员	防护穿戴符合所在区域要求			
	穿脱防护用具方法正确，流程规范			
	配置人力进行体温监测和引导，加强预检分诊和人员引导			
预检分诊	制订患者动线调整方案，出入口管控，实行单向流动			
	病人及家属规范佩戴口罩			
	三级预检分诊：设置三级排查，严防漏筛。①一级分诊：病人到达门诊入口时测量体温。②二级分诊：病人到门诊护士站再次测量体温。③三级分诊：到达诊断室，测量体温、详细询问病人的流行病学史			
	全员培训：防疫相关知识、门诊开诊各项规范和要求及预检分诊工作注意事项等			
	根据病人流量实时调整体温检测通道数量和工作人员岗位			
	体温枪定时检测并消毒，测出的体温如有疑问用水银体温计复核			
诊室管理	医务人员做好个人防护，严格控制诊间人数			
	在询问病史前首先进行患者流行病学史问诊			
院感防控	空气管理：加大中央空调通风和清洗消毒工作，增大风量，必要时暂停中央空调。每日臭氧空气消毒，1 次/天			

内容	具体项目	合格	不合格	问题
院感防控	公共区域采用 500mg/L 含氯消毒剂消毒，3 次/天；咨询台、自助机等设备采用 75％乙醇消毒，4 次/天；遇疑似病例、血液及体液污染立即采用 1000mg/L 含氯消毒剂消毒			
	医疗废物处置：用物准备符合区域要求，收集人员着装符合区域操作要求，操作规范，扎口紧实、无渗漏			
患者转运	患者、转运工人及陪同医护人员防护穿戴规范			
	转运动线符合要求，无交叉			

（2）发热门诊新发急性呼吸道传染疾病防控护理管理质量评价标准见表 9-2。

表 9-2　发热门诊新发急性呼吸道传染疾病防控护理管理质量评价标准

内容	具体项目	合格	不合格	问题
环境	规范设置"三区两通道"（污染区、潜在污染区、清洁区和患者通道、医务人员通道）。各区有物理隔断，两通道无交叉			
	各区有醒目的分区及导引标识，张贴防护指导图示			
	患者通道有专用出入口，有清洁物品和污染物品的出入口			
	设置一定数量留观室，且具备独立卫生间			
	区域内无明显污迹、水迹			
人员	患者及家属防护符合要求			
	医务人员个人防护符合要求			
	根据工作任务需求设定疫情相关护理岗位，调配各个层次结构的护士数量			
发热门诊管理	急诊入口增设发热分诊，对发热患者进行提前预检，尽早筛选区别急诊普通患者与发热患者			
	普通发热患者与有新发急性呼吸道传染疾病感染流行病学史的发热患者分开诊疗			
	严格实行发热患者闭环管理，发热患者诊疗活动（挂号、缴费、检查检验、取药等）全部在发热门诊区域完成			
	全员培训：防疫相关知识、诊疗方案、标本采集、发热门诊空间布局、就诊流程、诊疗路线			
	有医务人员心理健康的管理：动态评估一线医务人员身心状况，及时开展心理咨询与援助			

内容	具体项目	合格	不合格	问题
物资设备管理	设备、物资配置合理：评估现有储存量、日常消耗量及疫情防控任务需求量			
	防护用品专人管理、保证安全、避免浪费			
院感防控	个人防护用品穿脱专项培训，考核合格后上岗			
	院感护士每日监督医务人员穿脱防护用品			
	常用诊疗用品严格一用一换一消毒			
	仪器设备消毒：屏幕用蘸75％乙醇的布巾或消毒湿巾擦拭消毒；仪器及物品表面用1000mg/L含氯消毒剂擦拭消毒；采用屏障保护的覆盖物（如塑料薄膜、铝箔等），一用一换			
	环境消毒：采用1000mg/L含氯消毒剂擦拭消毒或喷洒消毒			
	产生的生活垃圾与医疗废物均按照医疗废物分类收集，用双层专用的医疗废物袋盛装，鹅颈结式封口，分层封扎，由专人收至医疗机构医疗废弃物暂存处			
患者转运	患者、转运工人及陪同医护人员防护穿戴规范			
	转运路线符合要求，无交叉			

（3）隔离病区新发急性呼吸道传染疾病防控护理管理质量评价标准见表9-3。

表9-3 隔离病区新发急性呼吸道传染疾病防控护理管理质量评价标准

内容	具体项目	合格	不合格	问题
环境	各区有醒目的分区及导引标识			
	各缓冲区域张贴防护穿戴指导图示			
	各缓冲区域防护物资品种、规格和数量满足使用要求			
	区域内无明显污迹、水迹			
人员	防护穿戴符合所在区域要求			
	穿脱防护用具方法正确，流程规范			
	进出动线规范，无逆行、交叉			
清洁区	物品分区、专柜放置有序			
	物品放置与标识一致			
	物品及仪器设备管理规范，在有效期内			
半污染区	物品、药品管理规范，在效期内			
	物品、药品传递符合院感要求			

内容	具体项目	合格	不合格	问题
污染区	病床单元清洁			
	床单元终末消毒规范			
	床单元撤离物资处置规范（监护仪、织物等）			
医疗废物收集	用物准备符合区域要求			
	收集人员着装符合不同区域操作要求			
	操作规范，扎口紧实、无渗漏			
护理书写	按照分级护理制度落实病情观察及记录			
	护理记录及时，客观反映病情及医疗护理措施			
医嘱执行	严格落实患者身份核查等医疗核心制度			
	规范执行用药、检查等医嘱，并进行相关健康宣教			
患者转运	患者、转运工人及陪同医护人员防护穿戴规范			
	转运路线符合要求，无交叉			

（4）普通病区新发急性呼吸道传染疾病防控护理管理质量评价标准见表9-4。

表9-4　普通病区新发急性呼吸道传染疾病防控护理管理质量评价标准

内容	具体项目	合格	不合格	问题
出入管理	病区有效执行封闭式管理规定（采取措施限制人员进出、设置筛查专岗、不存在无人管控的通道）			
	筛查专岗严格核对出入病区人员陪护/探视证和身份证，严格限制无关人员进出			
	有符合要求的病区出入人员管理登记本			
	严格执行探视制度（按规定办理探视证，每次探视限1人，时间30分钟内，严格限制进出路线和活动范围）			
陪护管理	严格执行陪护制度（三级护理患者原则上不安排陪护，高龄、产妇、儿童、行动障碍等确需陪护的，按规定办理陪护证，原则上"一患一陪"）			
	陪护证管理到位（旧陪护证收回并即时销毁，更换人员重新按流程办理陪护证，并做好相关信息记录）			
	陪护取得核酸报告并办理陪护证后方可进入病区陪护			
	陪护管理到位（对陪护进行身份信息登记，完善流行病学史调查并记录，每日早、中、晚测量体温，陪护不得随意更换，不得随意离开病区或串门）			

内容	具体项目	合格	不合格	问题
患者管理	新入院患者凭核酸阴性办理入院，且进行患者流行病学史问诊			
	患者在院期间不得随意在各病房走动或离开病房。如因特殊需求离开，应向主管医生报备并佩戴个人防护用品			
	住院期间患者及陪护均需按要求佩戴口罩，并做好手卫生等个人防护			
	规范设置和使用缓冲病房、过渡病房			
医务人员	按要求定期核酸检测			
	医务人员做好个人防护，手卫生			
	有全员培训及考核记录：防疫相关知识、诊疗规范等			
院感防控	规范配备感控专职人员负责病区感控工作			
	保洁人员有培训管理记录			
	过渡、缓冲病房的消毒与医疗废物处置符合要求			
	医疗废物处置：用物准备符合区域要求，收集人员着装符合区域操作要求，操作规范，扎口紧实、无渗漏			
患者转运	患者、转运工人及陪同医护人员防护穿戴规范			
	转运路线符合要求，无交叉			

（5）手术室新发急性呼吸道传染疾病防控护理管理质量评价标准见表9-5。

表9-5 手术室新发急性呼吸道传染疾病防控护理管理质量评价标准

内容	具体项目	合格	不合格	问题
制度	手术人员有上岗前培训、个人防护用物使用培训制度			
	建立填报登记表，有手术室相关记录备案			
	建立新型冠状病毒感染疑似/确诊病例急诊手术应急预案			
环境	患者通道有专用出入口			
	疑似/确诊病例手术均安排专用手术间（负压手术间）			
	手术间门口张贴醒目标识（新发急性呼吸道传染疾病疑似/确诊病例）			

内容	具体项目	合格	不合格	问题
物资设备管理	防护服、一次性手术衣、医用外科口罩、医用防护口罩、一次性圆帽、护目镜或面罩、乳胶手套			
	应尽量选择一次性使用的诊疗用品、医疗器具和护理用品			
	重复使用的手术器械、设备按急诊外科手术常规准备			
	一次性呼吸回路、吸痰管等麻醉器材与设备按急诊外科手术常规准备			
	所有诊疗用品实行专人专用			
院感防控	个人防护用品穿脱专项培训，考核合格后上岗			
	常用诊疗用品严格一用一换一消毒			
	术中患者体液、冲洗液处理正确，纳入感染性废物管理			
	仪器设备消毒：屏幕用蘸75%乙醇的布巾或消毒湿巾擦拭消毒；仪器及物品表面用1000mg/L含氯消毒剂擦拭消毒；采用屏障保护的覆盖物（如塑料薄膜、铝箔等），一用一换			
	更换手术室空气过滤网，按规范处理层流设备后，才进行下一例手术。手术间内地面、墙壁消毒采用1000mg/L含氯消毒剂擦拭消毒或喷洒消毒，作用时间不少于30分钟			
	产生的医疗废物均按照医疗废物分类收集，用双层专用的医疗废物袋盛装，鹅颈结式封口，分层封扎，标识清楚。由专人收至医疗机构医疗废物暂存处			
患者转运	患者、转运工人及陪同、医护人员防护穿戴规范			
	术前及术后转运：使用负压转运床，按医院规定的转运路线执行			
	转运床：使用一次性床单，使用后用1000mg/L含氯消毒剂进行彻底擦拭消毒			
	患者术后转运至指定病区隔离治疗			

（6）血液透析室新发急性呼吸道传染疾病防控护理管理质量评价标准见表9-6。

表9-6 血液透析室新发急性呼吸道传染疾病防控护理管理质量评价标准

内容	具体项目	合格	不合格	问题
环境	明确划分三区：污染区、半污染区、清洁区			
	设立三通道：患者通道、员工通道、污物通道			
	确保各区、各通道之间界限清楚，标识明显			

续表

内容	具体项目	合格	不合格	问题
物资设备管理	对所需物资种类、数量，统计现有储存量，估计每日消耗量			
	应尽量选择一次性使用的诊疗用品、医疗器具和护理用品			
	所有诊疗用品实行专人专用			
患者管理	有收治新发急性呼吸道传染疾病疑似/确诊患者的应急预案			
	有三级防控筛查和就诊路线			
	门诊患者的管理符合要求：体温、病情监测，陪护人员的管理			
	特殊患者的血液透析安排符合要求（最后一班或单间）			
院感防控	个人防护用品穿脱专项培训，考核合格后上岗			
	常用诊疗用品严格一用一换一消毒			
	设备及物体表面消毒管理。设立"专机专用"，或消毒后使用			
	空气消毒管理符合要求：每班通风30分钟，中央空调系统的管理			
	医疗废液管理符合要求：可疑患者行CRRT时，废液池旁边有明确如"新发急性呼吸道传染疾病可疑患者专用废液池"的字样			
	产生的医疗废物均按照医疗废物分类收集，用双层专用的医疗废物袋盛装，鹅颈结式封口，分层封扎，严禁挤压。标识清楚			

（7）放射科新发急性呼吸道传染疾病防控护理管理质量评价标准见表9-7。

表9-7 放射科新发急性呼吸道传染疾病防控护理管理质量评价标准

内容	具体项目	合格	不合格	问题
环境	设置新发急性呼吸道传染疾病疑似/确诊患者专用检查室			
	有检查专用路线，规划检查隔离区，检查区内严格划分污染区、半污染区、清洁区			
	确保各区、各通道之间界限清楚，标识明显			

内容	具体项目	合格	不合格	问题
物资设备管理	对所需物资种类、数量，统计现有储存量，估计每日消耗量			
	应尽量选择一次性使用的诊疗用品、医疗器具和护理用品			
	所有诊疗用品实行专人专用			
患者管理	发热门诊：由发热门诊专门运输人员陪同患者，经专用检查通道至专用检查间进行检查			
	普通患者：分诊台再次检测体温，体温正常者持检查单至相应检查室检查；体温超过 37.3℃者，由专人指引患者至发热门诊就诊			
	住院患者：非发热患者至相应检查室检查。发热患者或高度疑似患者，由专门运输人员做好防护准备，经发热患者专用检查通道至专用检查间进行检查			
报告领取	异常报告及时通知			
	发热患者和普通患者报告领取分区管理			
院感防控	护士做好个人防护，手卫生			
	患者和陪同人员需戴好口罩，检查结束后迅速离开。检查后更换一次性床单			
	专用机房消毒符合要求：每日至少 4 次使用 75％乙醇或者 1000mg/L 含氯消毒剂擦拭检查床面、机房地面、专用检查通道、门把手、桌面、电脑等			
	普通机房和检查通道：每日使用 500mg/L 含氯消毒剂消毒普通机房和检查通道 2 次。普通机房检查过程中发现疑似患者，应在检查结束后立即对检查区物表及地面消毒后再行检查下一位患者			
	空气消毒符合要求			
	产生的医疗废物均按照医疗废物分类收集，用双层专用的医疗废物袋盛装，鹅颈结式封口，分层封扎，严禁挤压。标识清楚。做好交接后密闭转运			

（8）新发急性呼吸道传染疾病防控薄弱环节夜间督导评价标准见表 9-8。

表 9-8　新发急性呼吸道传染疾病防控薄弱环节夜间督导评价标准

检查项目	病区							
病区有效执行封闭式管理规定：采取措施限制人员进出（5 分）、设置筛查专岗（5 分）、不存在无人管控的通道（5 分），总分 15 分								

检查项目	病区										
筛查专岗严格核对出入病区人员陪护/探视证和身份证（4分）、严格限制无关人员进出（4分），总分8分											
设置《新发急性呼吸道传染病疾病疫情防控住院楼/大门探视、外来人员登记本》，详细登记信息，登记信息无空缺（缺一项扣除2分），总分10分											
严格执行陪护制度（三级护理患者原则上不安排陪护，5分），高龄者、产妇、儿童、行动障碍者等确需陪护的按规定办理陪护证（5分），原则上"一患一陪"（5分），总分15分											
陪护证管理到位：不允许多人混用一个陪护证（6分）；确需更换陪护的，旧陪护证收回并即时销毁（4分）；更换人员重新按流程办理陪护证，并做好相关信息记录（5分）。总分15分											
陪护取得核酸报告并办理陪护证后方可进入病区陪护（5分）											
设置《陪护人员体温登记本》，严格落实体温检测：每日早、中、晚测量体温，登记详细无空缺（缺一项扣除2分，共计6分），陪护人员不得随意更换，不得随意离开病区或串门（2分），总分8分											
设置《工作人员体温筛查登记本》，信息登记详细，无空缺（缺一项扣除2分），总分6分											
严格执行探视制度，非必要不探视，临终患者、病情危重患者、3级和4级手术后等特殊情况确需探视者，按规定办理探视证（3分）；每次探视限1人（2分）；时间30分钟内（3分），严格限制进出路线和活动范围。总分8分											
病区入口：保安人员在岗（2分）、落实管控（3分）、无提前离岗现象（5分），总分10分											
得分											

二、新发急性呼吸道传染疾病核酸采样点防控护理管理质量评价标准

新发急性呼吸道传染疾病核酸采样点防控护理管理质量评价标准见表9-9。

表9-9 新发急性呼吸道传染疾病核酸采样点护理管理质量评价标准

内容	具体项目	合格	不合格	问题
制度	核酸采集人员有上岗前培训、个人防护用物使用培训制度			
	建立填报登记表，有核酸采样相关记录备案			
	建立紧急情况核酸采样人员调配应急预案			
环境	应检尽检人员通道有专用出入口			
	核酸采集人员有专区穿脱防护服，穿脱防护服区域设置符合院感要求			
	醒目标识			
物资设备管理	对所需物资种类、数量，统计现有储存量，估计每日消耗量，有相关记录备案			
	应尽量选择一次性使用的诊疗用品、医疗器具和护理用品			
	所有诊疗用品实行分区域专用（等候区、采集区、缓冲区）			
院感防控	个人防护用品穿脱专项培训，考核合格后上岗			
	常用诊疗用品严格一用一换一消毒			
	严格按照等候区、采集区、缓冲区不同的岗位设置要求进行个人分级防护，并配置速干手消毒剂或手卫生设施			
	空气消毒管理符合要求：首选自然通风，每日≥2次，≥30分钟/次。封闭空间采用可人机共处的空气消毒机：每日≥2次，≥30分钟/次，或参照机器使用说明。在所有患者检查完毕后用紫外线灯照射消毒60分钟			
	环境、地面及物体表面清洁消毒符合院感要求：如电脑、扫码器、桌椅、操作台等高频使用物品的表面，采用1000mg/L的含氯消毒剂或一次性消毒湿巾擦拭，作用时间≥30分钟，每日≥2次			
	实时或定时对环境和空气进行清洁消毒督导，确保符合《医疗机构消毒技术规范》（WS/T 367—2012）及其他规章指南要求			
	多途径限制采集点场所内人流，充分利用信息化预约制，优化就诊流程，避免受检人员扎堆聚集			
	产生的医疗废物均按照医疗废物分类收集，用双层专用的医疗废物袋盛装，标识清楚并由专人收至医疗机构医疗废弃物暂存处			

内容	具体项目	合格	不合格	问题
标本转运	转运核酸检测标本人员应符合医院相关规定和要求			
	建立交接机制，有交接相关信息记录并备案			
	运送过程中严格使用标本箱装载标本			
	严格经指定路线转运至检验科核酸标本传递窗口			

三、新发急性呼吸道传染疾病防控病区卫生与消毒人员工作督查标准

新发急性呼吸道传染疾病防控病区卫生与消毒人员工作督查标准见表9－10。

表9－10　新发急性呼吸道传染疾病防控病区卫生与消毒人员工作督查标准

操作环节	区域	项目	合格	不合格	问题
准备	用物	清洁卫生使用小毛巾，一床一张，放置规范			
		消毒液配置规范，符合相应清洁要求			
	人员	着装规范			
		防护用具使用得当			
实施过程	病区环境	环境清洁，无明显污迹、水迹			
	病床单元	一床一巾，从清洁到污染，设备带清洁无集尘			
	应急缓冲/过渡病房	清洁流程符合疫情防控要求。垃圾桶套双层黄色垃圾袋，加盖。鹅颈结式捆扎且贴上特殊标识，消杀方式正确			
	工人间	物料与私人物品分区/分柜放置，柜内物品与标识相符；室内一把座椅，无杂物堆放，整洁有序			
	布类间	物品放置规范，无杂物堆放			
	开水房	地面无积水：水槽内无厨余垃圾等杂物			
	厕所	清洁无异味，地面无积水，室内无杂物			
	污物间	清洁用具（拖布、毛巾等）清污分区，有序挂置在规定区域，标识明确；地面无积水			
	处置间	污物正确分类，加盖暂存；地面无污迹、水迹；垃圾交接登记本记录及时，内容完善			
	生活阳台	地面清洁无污迹，无积水；垃圾分类处理，清理及时；微波炉清洁无污渍；区域内无杂物堆放			

操作环节	区域	项目	合格	不合格	问题
结果评价		操作行为规范，选择防护方式有效			
		操作过程按照清污原则实施，无交叉			
		清洁效果良好			
		掌握相关知识			

第三节　督导形式及频次

护理部质控组—科护士长—病区护士长，依据各类护理质量管理评价标准，对相关护理单元进行常规时间及非常规时间督导和稽查。护理单元每日至少完成自查 1 次，科护士长对管辖区域每周至少完成 2 次督导，护理部质控组对全院护理单元及核酸采集点每周至少完成 1 次督导。

针对各级督导中发现的问题，现场沟通指导整改。护理部质控组定期召开疫情防控管理分析会，及时通报、反馈督导结果，分析存在问题，对薄弱环节提出整改措施并组织实施。

附录　防护用品的穿脱示意图

一、穿戴防护用品

第1步

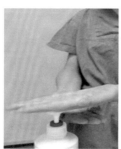 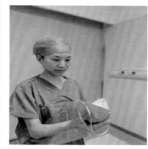 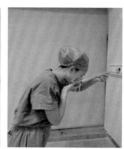

附图5-1　洗手，戴帽子、医用防护口罩

第2步

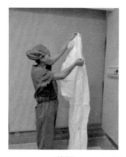 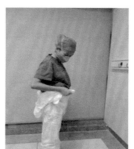 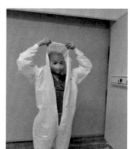

附图5-2　医用防护口罩（N95）佩戴方法

第3步

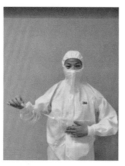 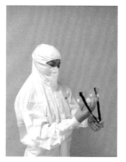 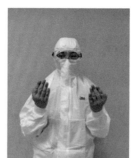

附图5-3　检查防护服有无破损，拉链是否完好，依顺序穿下衣、穿上衣、
将防护帽戴至头部后（防护帽要完全遮住一次性帽子），将拉链拉上

第4步

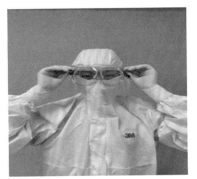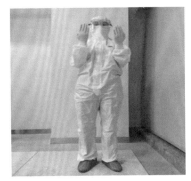

附图5-4　撕开胶条自下而上整理，密封拉链口，佩戴护目镜

检查有效期及完整性

↓

备好并粘贴水胶体

↓

一手托住口罩，
罩住口鼻

↓

另一只手拉住口罩下方的
系带拉过颅顶，置于颈后

↓

另一只手拉住口罩上方的
系带拉过颅顶，置于头顶
中后部

↓

从中间向两边塑造
鼻夹形状

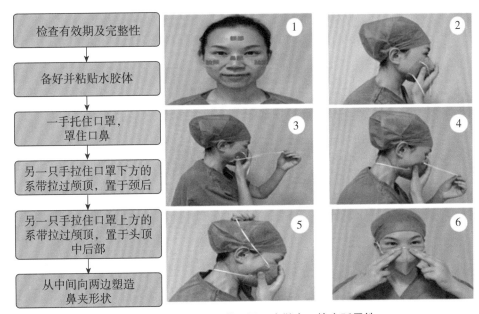

附图5-5　戴手套、戴面屏、穿鞋套，检查延展性

二、穿脱防护用品

第1步

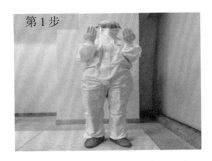

附图5-6　消毒或更换外层手套

第2步

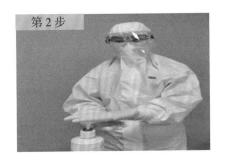

附图5-7　按照六步洗手法洗手

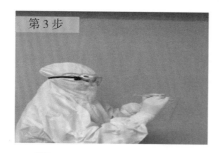

附图 5-8 摘面屏放入医疗废物容器内

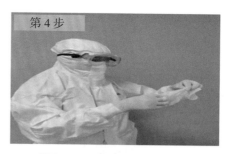

附图 5-9 洗手、脱外层手套，放入医疗废物容器内

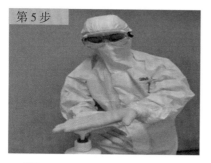

附图 5-10 按照六步洗手法洗手

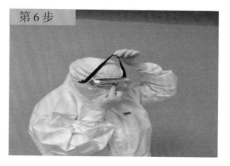

附图 5-11 摘护目镜

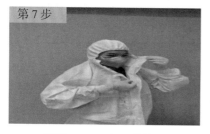

附图 5-12 解开拉链口

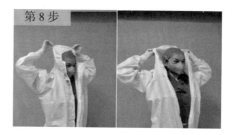

附图 5-13 脱防护帽

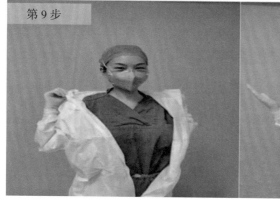
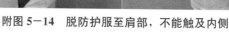

附图 5-14 脱防护服至肩部，不能触及内侧

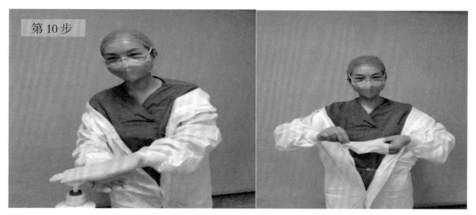

附图 5－15 洗手、脱手套

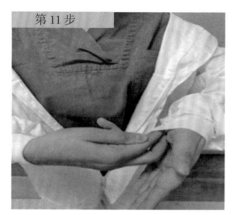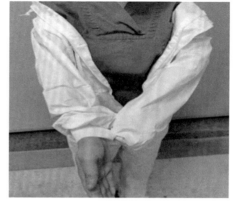

附图 5－16 脱防护服时，清洁的手只能触及防护服内侧

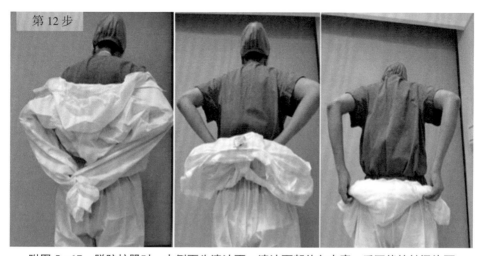

附图 5－17 脱防护服时，内侧面为清洁面，清洁面朝外向内裹，手不能接触污染面

第 13 步

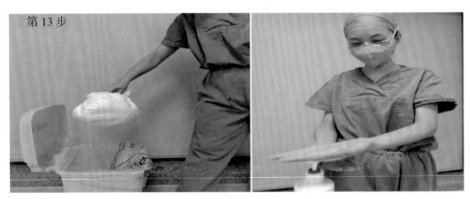

附图 5-18　防护服及鞋套脱了之后，洗手

第 14 步

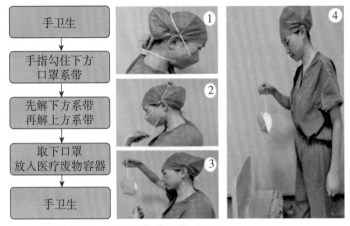

附图 5-19　摘医用防护口罩（N95）

参考文献

[1] 李春辉，黄勋，蔡虹，等. 新冠肺炎疫情期间医疗机构不同区域工作岗位个人防护专家共识 [J]. 中国感染控制杂志，2020，19（3）：199－213.

[2] 王华芬，冯洁惠，邵乐文，等. 新型冠状病毒肺炎集中救护中护理部的应急管理策略 [J]. 中华护理杂志，2020，55（3）：347－350.

[3] 荣凤英. 甲型 H1N1 流感发热门诊的隔离消毒及护理 [J]. 中西医结合心血管病电子杂志，2018，6（30）：95，98.

[4] 任丽果. 规范化护理健康教育在发热门诊患者中的应用价值探讨 [J]. 实用临床护理学电子杂志，2020，5（6）：89.

[5] 谢浩芬，郑佩君，樊增，等. 系列举措对推行门诊实名制全预约分时段就医的实践与分析 [J]. 中国医院，2020，24（12）：58－60.

[6] 雷祎，黄漾姗，朴玉粉，等. 综合医院门诊管理应对 COVID－19 疫情的难点及举措 [J]. 医院管理论坛，2020，37（4）：38－39.

[7] 税章林，苟悦，袁璐，等. 突发急性传染病的门诊防控策略初探 [J]. 中国医院管理，2020，40（3）：27－29.

[8] 田振，张金，唐磊，等. 门诊患者就诊等候现况分析与对策研究 [J]. 中国卫生标准管理，2019，12（10）：29－32.

[9] 梁晓燕，李娟，陆皓，等. 突发公共卫生事件成批伤员院内救护的组织与管理 [J]. 护理学杂志，2014，29（2）：4－6.

[10] 李蕊，刘庆，王茉婴，等. 疑似新型冠状病毒肺炎患者定点隔离病房护理管理体会 [J]. 中华护理杂志，2020，55（S1）：239－240.

[11] 练素英，黄瑞娥，冯凤秀，等. 新型冠状病毒肺炎患者隔离病房的应急管理 [J]. 中华护理杂志，2020，55（S1）：277－278.

[12] 陈怡，周全，翁艳秋，等. 新型冠状病毒肺炎感染病房的护理管理实践 [J]. 护理杂志，2020，37（3）：3－5.

[13] 陈香美. 血液净化标准操作规程（2021 年版）[M]. 北京：人民卫生出版社，2021.

[14] 王质刚. 血液净化学 [M]. 4 版. 北京：北京科学技术出版社，2016.

[15] 向晶，马志芳. 血液净化中心医院感染防控护理管理指南 [M]. 北京：人民卫生出版社，2016.

[16] 国家卫生计生委医院管理研究所护理中心，护理质量指标研发小组. 护理质量敏

感指标实用手册［M］. 北京：人民卫生出版社，2016.

［17］周怡，吴爱芳. 集束化护理在血透室护理敏感指标控制中的应用［J］. 当代护士（下旬刊），2018，25（5）：143－145.

［18］Chen M，Deng JH，Zhou FD，et al. Improving the management of anemia in hemodialysis patients by implementing the contonuous quality improvement Program［J］. Blood Purification，2006，24（3）：282－286.

［19］Locatelli F，Gauly A，Czekalski S，et al. The MPO study：just a European HEMO study or something very different?［J］. Blood Purification，2008，26（1）：100－104.

［20］颜兰娣，肖巧玲，刘芳芳. 新型冠状病毒感染疫情期间发热门诊的应对与管理［J］. 医药高职教育与现代护理，2020，3（3）：156－158.

［21］陈秋香，杨海红，戴莉. 基层医院应对2019新型冠状病毒感染的护理人力资源管理［J］. 护理研究，2020，34（3）：374－375.

［22］陶曙. 从SARS应对看护理部在突发事件中的作用［J］. 中国护理管理，2013，（12）：25－26.

［23］刘于，汪晖，陈军华，等. 突发新型冠状病毒肺炎疫情的护理人力及物力应急管理［J］. 中华护理杂志，2020，55（3）：343－346.

［24］吴欣娟，郭娜，曹晶，等. 综合医院新型冠状病毒肺炎院内感染防控培训方案的制定和实施［J］. 中华护理杂志，2020，55（4）：500－503.

［25］国家卫生健康委办公厅. 医疗机构内新型冠状病毒感染预防与控制技术指南（第一版）［J］. 中国感染杂志，2020，199（2）：189－191.

［26］国家卫生健康委办公厅. 消毒剂使用指南［R/OL］.（2020－02－18）［2022－07－25］. http://www.nhc.gov.cn/xcs/zhengcwj/202002/b9891e8c86d141a08ec45c6a18e21dc2.shtml.